女人暖养更年轻

暖女人24小时养身时刻表

佟彤　著

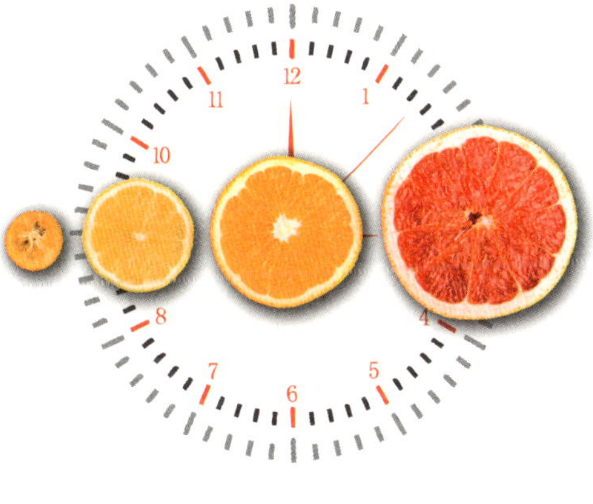

江苏凤凰科学技术出版社
博集天卷
CS-BOOKY

6:30 a.m.

起床

自然醒最健康

在正常的作息前提下睡到自然醒，这样的自然醒是由身体本身调节的，是对身体机能的顺应和成全。

广步于庭，披发缓行

起床时必有三个“半分钟”。减缓交感神经的兴奋性，使血压和心率不陡然增加，更利于各个器官系统在清晨这个危险时刻的平稳过渡。

6:40 a.m.

一天的第一杯水

晨醒一杯水，晨醒一口药

经过一夜的“无感蒸发”，早上的血液黏稠度比较高，药物也基本被身体代谢完毕。早上喝第一杯水的目的就是保证血液黏稠度适中和运行的顺畅。

6:45 a.m.

上洗手间

清晨腹泻为哪般

人是从水生进化为陆生的，在这个进化过程中，人体增加了控制水或者说保水的能力，不让体液随便外漏。“腹泻”属于一种“漏水”现象，是身体虚的一种体现。

6:50 a.m.

洗漱

早上洗脸用冷水一举两得

适度的寒冷可以锻炼免疫力，早上用冷水洗脸，刚好顾及这一点，不仅如此，还能一定程度地减少皮肤油脂的损失。

这三个穴位千万别受风

中国向来有“避风如避箭”的说法，而颈部有三个最容易受风的要穴，都以风命名，分别是“风池”“风门”“风府”。这三个穴位一定要好好保护，因为身体的受风、受寒，多是从这三个穴位开始的。

7:00 a.m.

早餐

早餐中一定要有主食

中医和现代营养学都强调早餐的重要性。早餐中一定要有主食，才能提供上午所需要的热量，一碗稀饭和一个鸡蛋，就比一杯牛奶加鸡蛋更利于大脑的能量供应。

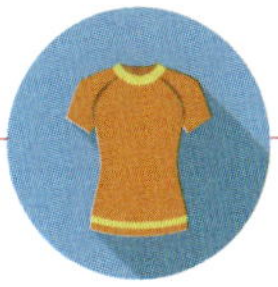

8:00 a.m.

着装

不可忽视的腹部保暖

中医讲，“腹部为阴，背部为阳”，腹部是全身最怕受凉、最需要保暖的地方，腹部后面就是盆腔，盆腔的血管很多，管壁很细，原本血液到这里就要减速，如果再受凉，血有“遇寒则凝”的特点，盆腔瘀血就可能形成。

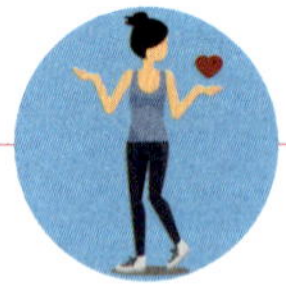

8:30 a.m.

上班、买菜

上班途中：昂首+阔步+扩胸

“昂首”就是抬头，它矫正的是人们最常见的、也最容易引起颈椎病的低头姿势；

“阔步”就是迈大步，这个时候肌肉的拉伸运动幅度增加，肌肉更能得到充分的锻炼；

“扩胸”就是挺起胸，扩胸可以振奋胸阳。

10:00 a.m.

上午的进补时间

生理盐水是喝了就要尿的人的救星

有些人喝完水就要上厕所，为什么呢？首先他们火力弱，喝进去的水不能及时被蒸发利用；其次他们喝的水太稀了，如果放点盐进去，这个问题就会有所改观，只是这种盐水不能过浓，达到0.9%是最好的，因为这是生理盐水的浓度，和我们身体里的血的渗透压是相等的。

最佳零食：一把坚果

坚果是女人的最佳零食，从现代营养学讲，坚果含有有价值的脂肪酸、维生素；从中医角度讲，这些坚果都是植物的种子，既然是种子，即便很小，也蕴藏着未来一株生命的能量。上午10点的时候，吃一把坚果吧。

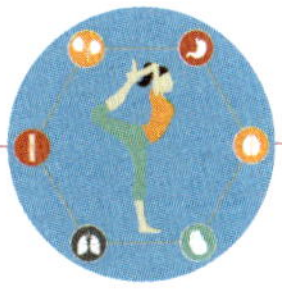

10:30 a.m.

工间操你还做吗

久坐最伤身

坐着的时候，脊柱受到的压力是最大的，是平卧时受力的4倍。上午10点半，是时候站起来活动一下了。

12:00 p.m.

午餐

合格午餐的四大标准

一顿合格午餐的四大标准是：1.优质蛋白质必选；2.不能没有粮食；3.水果、蔬菜一定有；4.从容、享受的心情。

好吃又营养的石锅拌饭

石锅拌饭是午餐的很好选择，一碗小小的饭中囊括了主食、鸡蛋、蔬菜。石锅拌饭里的蔬菜一般是豆芽、黄瓜、胡萝卜、蘑菇、海带和泡菜，这些蔬菜含糖量都在5%以下，脂肪含量也在1%以下。

不吃也胖和吃也不胖，都是因为虚

“吃也不胖”的人一般是吸收功能差，“不吃也胖”的人则是代谢功能差，这两种人其实都是脾虚，都要从健脾下手来治疗。

1:00 p.m.

午睡时间

睡好子午觉

中医讲究睡“子午觉”，就是在中午12点和夜里12点时，一定要在睡眠之中。经过了一个上午的劳碌，午饭过后，即使不能睡觉，也应“入静”，至少要安静地闭目一会儿，使身体得以平衡过渡。

3:00 p.m.

当我们喝茶的时候，我们吃点什么

给自己做一杯下午茶

薄荷茶解郁舒心，麦冬乌梅茶养阴生津，三红汤益血活血，麦芽红茶温脾暖胃。女人可以根据自己的体质，选择适合自己的下午茶。

什么人适合吃人参归脾丸

工作繁忙的人，尤其是脑力劳动者，比较容易产生忧思，经常面色黄、失眠，年纪轻轻就开始健忘的人，人参归脾丸应该是常备药物。

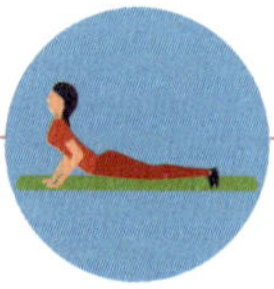

3:30 p.m.

悄悄做做“女人操”

女人最完美的腰臀比是（0.6～0.7）：1

“丰乳肥臀”的体态是女性生殖能力的基础，当女性的腰臀比在（0.6～0.7）：1时，女性的活动最自如，生育能力也最强。

4:00 p.m.

有些毛病，从这时开始……

无病呻吟者的痛，用桂枝加人参汤来治

气血不足以荣养局部导致的虚性疼痛，这种疼则是绵绵的、长期的，桂枝、人参都是温热的药物，能够通过温热的补气养血来补虚止疼，也兼顾到了暖身、驱寒的效果。

5:00 p.m.

下班回家

想要不发胖，每天走一万步

人体每天通过吃东西获得的总热量为1800～2000千卡，走一万步能消耗掉的热量是240～300千卡，所消耗的热量约等于总摄入热量的1/7。正常生活起居所需消耗的热量为1500～1700千卡，每天走一万步，正好能将多余的热量消耗掉。

6:30 p.m.

准备晚餐

想暖身，把你家的白糖换成饴糖

饴糖是大麦、米、玉米等多种粮食发酵而来的，里面主要的成分是麦芽糖，所以里面带有粮食的精华，性质是温的。家里有脾胃虚寒的人，最好把你家的白糖、冰糖换成饴糖。

木耳棒骨汤

木耳棒骨汤中的棒骨起的是补阴的作用。木耳是菌类，因此有菌类食物具备的一切优点，比如增加免疫力等。更重要的是，木耳是植物性的食物，和棒骨配在一起是典型的“荤素搭配”。

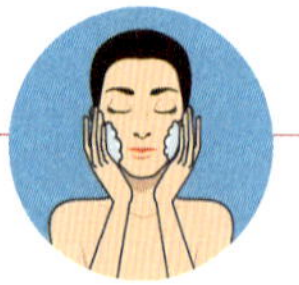

8:00 p.m.

睡前准备

果蔬面膜和牛奶面膜到底选那个

蔬菜水果是不含油脂的，虽然里面富含维生素、矿物质，但这些都是水溶性的，难以被皮肤吸收。而牛奶中含有油脂，脂溶性的维生素是可以透过皮肤吸收的，所以，牛奶才是女人的保养圣品。

糖尿病病人泡脚要讲究

糖尿病病人的皮肤容易感染，而长时间泡脚会让皮肤变嫩，泡脚时间以10分钟左右为好，泡脚之后一定要彻底擦干，因为阴湿的环境中皮肤更容易溃烂感染。

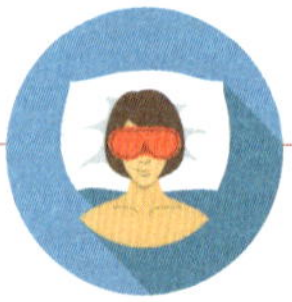

10:30 p.m.

入睡

不熬夜，做个睡美人

决定你入睡和觉醒的“褪黑素”，在晚8点左右开始分泌，晚11点迅速升高，凌晨2~3点逐渐下降，早8点下降到最低。不熬夜就可以保证褪黑素的正常分泌，让你第二天精力充沛。

最佳的睡觉姿势是“卧如弓”

关于睡姿，现代医学也讲究要侧卧，右侧卧更好，理由是：右侧卧的时候心脏不受压，同时肝脏在右侧，右侧卧的时候血更容易回归肝脏，对肝本身就是个养护过程。

序

暖养是最健康的生活方式

佟 彤

几乎所有看过中医的人，都会被医生嘱咐“要忌生冷”“要保温”。古往今来，中医的治疗、调养大法中，“暖”是首先要遵循的健康主旨，器官、组织、细胞的功能都要以正常的体温为基础，这就需要暖，而暖来自人体的阳气。

中医视阳气为人体的太阳，一如明代中医张景岳所言：“天之大宝，只此一丸红日；人之大宝，只此一息真阳”，“真阳”就是我们常说的阳气，是它维护了生命的暖意。

中国人喜欢红色，喜欢人多凑在一起的热闹，喜欢吃热乎的火锅……都是因为阳气于我们这个民族的体质格外珍稀。无论是身体还是心理，都需要温暖做保障。

从这个意义上说，保暖就是保护阳气，就是维护健康和生命。因为活人与死人的区别，不是结构上的，不是外形上的，而是功能的有无、能量的有无。功能和能量加在一起，就是中医所说的阳气，失去了这份阳气，即便结构再完整、外形再完美，也是冰冷的死人。其间，阳气逐渐虚弱的状态，则是疾病。

生命的过程，是阳气从无到有再到无、从弱到强再到弱的循环。这个过程中，很多生活细节如果是错误的，就会伤阳气，而维护生命、治病养生的过程，不管用什么办法，其实都是保护阳气，使之能温暖全身、令人生机勃勃的过程。

具体到女性，温暖是血液畅通不瘀滞，是阳气充足不畏寒，是生命力旺盛不早衰的关键，暖是女人健康、年轻的最基础前提。

老话说，“治得了病，救不了命”，其中暗示了医学的无奈：医学再发达，也不可能彻底治好因为积习已久带来的疾病，从西医的肥胖、糖尿病、冠心病、脑中风、肿瘤等各种慢性病，到中医的各种伤阳、阳虚状态，无一不是由生活方式的不规范、不健康引发的。这印证着一句现在人常说的话：“不作死不会死”，这个“作”，就是各种各样伤阳气的生活方式，它们可能已经是你的习惯，但健康就是在这样的习惯中失去的。

本书特意以时刻表的方式，从清晨起床到晚上入眠，按照时间顺序，罗列伤阳的细节，讲述暖养的手段，无非是想以类似程序提醒的办法，帮助读者养成暖养的生活习惯，让每个人都过上不伤阳气的日子。因为只有这样，人才会健康年轻，生命和生活才会充满暖意。

目录

CONTENTS

女人暖养更年轻

第三章 暖女人养身时刻表

目 录

CONTENTS

女人暖养更年轻

8:30 a.m.

上班、买菜

10:00 a.m.

上午的进补时间

10:30 a.m.

工间操你还做吗

目 录

CONTENTS

女人暖养更年轻

目 录
CONTENTS
女人暖养更年轻

6:30 p.m.
准备晚餐

8:00 p.m.
睡前准备

10:30 p.m.
入睡

万物生长靠太阳，人体的维系靠“真阳”，一如明代中医张景岳所言：“天之大宝，只此一丸红日；人之大宝，只此一息真阳。”所谓“真阳”，就是我们常说的阳气。

我们的整个生命过程，就是阳气从无到有再到无、从弱到强再到弱的循环。这个过程中，很多生活细节如果是错误的，就会伤阳气，而维护生命、治病养生的过程，不管用什么办法，其实都是保护阳气，使之能温暖全身、令人生机勃勃的过程。

第一章

阳气不伤，身体才暖

一 为什么有人会死在壮阳药上

张艺谋的电影《满城尽带黄金甲》里面有个情节，巩俐扮演的那个皇后，被人在每天吃的中药里下了毒，那种毒药的名字叫“断肠草”。

这个情节虽然是电影虚构的，但是“断肠草”确实有。它是一种中药，叫乌头，和我们更加熟悉的附子是同一种植物，母根是乌头，附在边上的根就是附子。过量的乌头和附子可以引起严重的心律失常，由此致人死亡。

从中国的正史到野史，除了这种因急性中毒致死的故事之外，更多的传说是说因为纵欲过度，长期服用“春药”而死。中国历史上的多位皇帝，还有后来的功夫明星李小龙，都有过这样的服药传说。

乌头和“春药”都是中医里的补阳药、壮阳药，比如魏晋时期就有的“五石散”也被视为“春药”、壮阳药的一种，里面用到了硫黄。硫黄是大热的温阳药，只用在阳气极度虚弱者身上，比如严重阳虚导致便秘时服用的“半硫丸”，用半夏和炮制过的硫黄配伍，治疗连排便功能都几乎丧失的人。

纪晓岚的《阅微草堂笔记》中曾经写到，把硫黄埋在花下，那些要等到春天才开放的花，会在寒冷的冬季提前开放。就是因为硫黄太热，无论对早夭的人，还是早开的花，都是一种缺少善意的催化，由此也清楚地提醒人们：过度的补阳、壮阳不是好事，是会消耗精力甚至会缩短寿命的。

那么，中医说的阳气到底是什么？

打个比喻，人的生命就是一根燃烧的蜡烛，蜡烛上的火苗是阳，下面的蜡烛是阴。如果这个火苗熄灭了，就算蜡烛再长再粗，也没有价值了。这也就是生与死的区别，后者即便身体依旧五脏俱全，但火灭了，阳气尽了，也就没了生机。

如果蜡烛上的火苗烧得太旺、太快，底下的蜡烛很快被烧完了，这个生命虽然灿烂，看似茁壮，但是短暂，不能持久，服食壮阳药而早死的人就是这样。

这个规律早就被我们的先人观察到了，以至于民间有"破罐熬好罐"的说法，意思是，身体虚弱的人有时反比身体好的人活得长，特别是那些身体"特别好"的人。因为虚弱在某种程度上是生命的火苗烧得不够旺的结果，恰恰是这个结果，节约了他们的阳气。

因此，要想让生命之火燃烧得长久，就要爱惜这个火苗，既不能熄灭，又不能过旺，甚至要珍惜着、节省着用，因为它不仅是身体的火力，更是生命的活力。所以，中医对阳气有极高的评价："天之大宝，只此一丸红日；人之大宝，只此一息真阳。"真阳，就是我们常说的阳气。

自然界的万物生长离不开太阳，所以太阳是"天之大宝"，人体的生命维持靠阳气，阳气就像自然界的太阳一样重要，是"人之大宝"。没有太阳之后世界的样子，和没有阳气之后人体的样子是一样的，就是没有了生机，没有了暖意，意味着死亡。

活人与死人的区别，不是结构上的，不是外形上的，而是功能的有无、能量的有无。功能和能量加在一起，就是中医所说的阳气，失去了这份阳气，即便结构再完整、外形再完美，也是冰冷的死人。

所以，我们的整个生命过程，其实都是阳气从无到有再到无、从弱到强再到弱的循环，而维护生命、治病养生的过程，不管用什么办法，其实都是保护阳气、使之能温暖全身的过程。

汉代的张仲景被称为中医"医圣"，他写的《伤寒论》，全称《伤寒杂病论》，是中医第一部临床经典，迄今仍是中医依照的理论准绳。这本书中涉及的病种不只是受寒引起的，而是全科的，所以才叫"杂病"。之所以之前还冠以“伤寒”，因为寒是直接伤阳气的，阳气受损后人会生各种病，甚至会死亡。医圣强调“伤寒”，其实就是强调保护阳气，而保护阳气也贯穿在中医对各种疾病的治疗和调养之中。无论是阳气于生命，还是保护阳气于中医，都是第一位的、最重要的。

二 什么是最伤阳气的

既然阳气如此重要，什么是最伤阳气的？

首先，就如《伤寒论》的名字一样，受凉本身是直接伤阳气的，衣、食、住、行，甚至用药等各个方面的大意都会导致受凉。据我观察，现代人最常见的伤阳原因有三点：一是对身体的保暖不足，二是饮食的寒凉，三是负面的情绪。

人活着，就要有热量，遇到低温时，为了保持身体的正常热量，身体会动用全部功能以便多产生热，只有这样才能抵御和对抗寒冷。这个加班产能、加倍提供热量的过程就是身体功能消耗的过程，久而久之，人就要被耗虚了。好比一根蜡烛的火苗，总是被风刮得忽暗忽明，它只能加劲儿燃烧，以保证火苗不灭。这样一来，蜡烛消耗得就快，遇到大风、寒流，可能真的就灭了。

饮食的寒凉和药物的寒凉会伤阳气。吃进肚子里的食物，必须达到体温的温度才开始被消化，否则生物酶是不会工作的。如果是寒冷的食物，身体就要多做功来把食物焐热，和抵御寒冷一样，长此以往就是对阳气的消耗。

不仅是食物，中医对性质苦寒的药物的使用向来十分慎重，甚至有“阴寒之邪直折阳气”之说。那些被大家用来去火的药物，比如黄连、黄芩、黄檗等，都不是可以久服之物。

除了这种对阳气的直接攻击，还有一种对阳气的消耗，几乎是隐形的，就是人为地过度拔亮火苗，人为地加快蜡烛的消耗，这样的人会处于亢奋之中，也就是我们常说的“上火”。什么会导致“上火”呢？饮食不当会导致上火，想得太多、心思过重也会导致上火。这一点，我之前在《不上火的生活》（后改版为《不上火的好生活》）一书中讲到过。

饮食不当导致的上火，最典型的就是糖尿病，这也是现代社会的第一大高发病。

之所以说糖尿病与饮食不当有一定的关系，是因为吃进去的热量超过了消耗的热量，这些多出来的热量就会化火。在初期，一般是“胃火”，人会特别想喝水，甚至要喝冷水，如果不控制，继续发展，就开始消耗身体了。这个时候，人多会变瘦、怕热、烦躁，总之一派亢奋征象。中医辨证多属于阴虚，就是蜡烛的体量开始减少了，因为火苗过旺，蜡烛被烧短了、烧细了。如果任其发展，最后会导致肾病甚至尿毒症，到了这个阶段，就要出现严重的阳虚了，怕冷，虚弱，衰竭，身体不再温暖……整个走向，就是从火苗过旺，到加速蜡烛损耗，直到蜡烛提前烧完，火苗熄灭的路径。

不仅糖尿病，现代人的疾病多和饮食有关，饮食不当是很多疾病的诱因之一。

曾有一项实验，对大鼠从幼年开始减少其食量的46%，结果发现，限饲组雄鼠的预期寿命约增加25%，限饲组雌鼠的预期寿命约增加39%。实验进行至1000天时，不限饲组的雄鼠已无一存活，而限饲组的雄鼠有50%还活着；实验进行至1200天时，不限饲组的雌鼠已全部死亡，而限饲组的雌鼠尚存73%。

另一个最伤阳气的因素是情绪、情感的暗耗。通俗来讲，就是想得太多、心思太重，而且这样的情感多是负面的，思虑过多会让整个人显得阴郁、消极甚至冰冷。这一点，在历代医家的典籍中都有过记载。

大家熟悉的《红楼梦》中的林黛玉就是典型的心血暗耗。按照中医理论，思虑过度是伤脾的，脾虚之后气血生化就失去了源泉，逐渐导致气血虚、阴虚，直至阳虚、阳气绝。好比蜡烛，白天亮着，到了晚上熄灭，这样就能节约能源。如果它除了白天亮，晚上也微微地燃着火苗，虽然亮度很小，几乎没有照明、温暖的效果，但是在一点点地、不知不觉中消耗蜡烛。那些心思重的人，肯定睡眠也不好，终日处于忧伤、焦虑、压抑等负面情绪中，就像这种蜡烛一样，生命不断被暗耗。

如果从西医学上讲，这种负面的情绪会直接影响到大脑皮质的功能，大脑皮质是要监管全身功能的，免疫系统、内分泌系统、消化系统是受此影响最迅速的，后果也最严重。

文学作品中经常会描写这种心血暗耗的人，这种人多是女性或文弱书生。如果是女性，肯定有月经紊乱的问题，比如《红楼梦》里的秦可卿和王熙凤，都是心重、烦心事多的人，秦可卿是停经，王熙凤是崩漏；如果是男性，一般都是感染上当时的传染病，比如肺结核。不仅如此，这些人无论男女都不会是胖子，消瘦羸弱是他们的共有体态，因为消化系统对情绪的反应是最敏感的，暗耗影响到了吸收能力。

上述这些伤阳因素，无论是直接的受凉、饮冷，还是极具隐蔽性的过食、过思、不阳光的心态，都是分散在每天的生活细节中的，因此不容易被意识到、被重视，也正因如此，它们对阳气的损伤是逐渐加大的，也是巨大的，甚至不能靠现代医疗来扭转。这个时候，人们会转过头来找中医，不单是因为中医能调整体质，更重要的是，中医其实是每个中国人都会选择的健康生活方式。

老话说："治得了病，救不了命。"其中暗示了医学的无奈：医学再发达，也不可能彻底治好因为积习已久带来的疾病，从西医的肥胖、糖尿病、冠心病、脑中风、肿瘤等各种慢性病，到中医的各种伤阳、阳虚状态，无一不是由生活方式的不规范、不健康引发的。

古人说："仁者寿。"意思是能长寿的人，在德行上一定是仁义的。所谓仁义，包括豁达的胸怀、淡定的情绪以及简单的生活，这个主旨贯穿在中医的所有养生经典中，也是历代长寿者习以为常的生活方式，因为做到了这些，也就保住了身体的阳气。

第二章

想护阳暖身，中医应该成为生活方式

女人暖养更年轻

一 医疗对人的健康，只起8%的作用

有个37年前的病例，当初的主治医生至今仍记忆犹新。

那是7月的一个下午，南方一家县医院的急诊科实习医生，接待了一个从农村来看病的小伙子。在查看了小伙子的白细胞检查单后，这位实习医生初步判断小伙子患的是白血病，于是告诉他："你需要住院治疗。"

这个骑自行车来看病的小伙子并不太知道白血病的含义，但是他知道住院需要自备各种洗漱用具，于是，马上骑车回到离县城15千米远的家里，拿了住院用的被褥和暖水瓶，再骑到医院，一天之中他来回一共骑了45千米。

明确了白血病的诊断之后，住院第二天，小伙子就开始接受大剂量化疗，但是，刚刚化疗到第四天晚上，小伙子就去世了……今天，这位当初的实习医生已经是位全国著名的医学专家，每次提到这件事，他都心痛不已。因为无论是医学，还是当初身为医生的自己，几乎都没有帮到这个小伙子，他甚至想，如果当时小伙子不来住院、不化疗，也许……

2014年5月，在一向中规中矩的中国科学技术协会年会的开幕式上，一向低调的全国政协副主席、中国科学技术协会主席、中科院院士韩启德，给出了一个惊人的观点：医疗对人的健康只起8%的作用。

我在韩启德院士还在北京医科大学做院长时见过他，一个实力派的谦谦君子，到他给出这个结论时为止，他一直是国际病理学的泰斗级人物。给出他自己从事的医疗行业一个这么低得惊人的评价，韩先生肯定不是为了夺人眼球、引人关注，那只不过是他多年从医之后的结论和感受而已。

人们很早就发现，那些被切除了胰岛的狗，即便其他器官都正常，也会在两周内死亡，而糖尿病就是胰岛功能降低乃至丧失的结果，就是在这个基础上，人们发现了胰岛素。那是1921年，加拿大多伦多医学院的两个年轻人完成了生理学史上一项划时代的重大发现：两人提取到了可以用来治愈糖尿病的胰岛素。他们因此荣膺了两年后的诺贝尔医学奖。

应该说，再没有一种疾病能像糖尿病这样，不仅清楚地找到了症结，而且如此给力地弥补了导致症结的直接不足。和其他降糖药相比，胰岛素没有任何副作用，因为它是身体里本身就有的，也因此，胰岛素的使用可以不像其他降糖药那么顾及副作用和依赖性。医生甚至可以踏踏实实地告诉患者："用吧，上不封顶……"意思就是不限量，多用也不会带来问题。

但是，直到今天，糖尿病依旧是世界范围内的第一大高发病，它为冠心病、脑中风、癌症等疾病提供着基础。在医学上，即便得了不疼不痒的糖尿病也被称为冠心病的"等危症"，意思是，从你被诊断是糖尿病的那天起，医生就可以视同你已经得了冠心病，因为很少有糖尿病患者最终能逃脱患上冠心病这个命运。

既然糖尿病这个"万恶之源"已经找到了胰岛素这么好的治疗办法，为什么还是没能被控制住？原因只有一个，糖尿病是"生活方式病"，是由生活细节决定的。虽然有了胰岛素，但如果吃得过多，运动过少，生活方式不改变，体重还会增加，仍旧可以诱发和加重糖尿病。也就是说，人类难以改变的生活方式最终还是赢过了医学的重大发现，这不仅为韩院士无奈的结论提供着证据，也让人不得不承认一个被念叨了几百年的老理儿："治得了病，救不了命。"

回到韩院士前面的结论，在8%的医疗效果之外，真的对健康起决定性作用的那92%，是生活方式、生活条件等非医学因素，这些就在每天的日常生活中。

二 “治得了病，救不了命”是个铁的事实

“治得了病，救不了命”是句说了几代人的老话，惋惜的是那些最终没能被医学拯救的生命。其实，在“治得了病”前面还应该有“即使”这两个字，也就是说，不管什么时代，即便医学再发达，人们也还会死于疾病，因为决定疾病转归的不只是医学，也不只是身体条件，还有心理、性格，后者决定你的命。

我认识的一个朋友，之前因为慢性肝病出现了肝硬化，按理说，发现肝硬化时，他的肝脏功能还可以，还处在可以逆转的“代偿期”，他的经济状况也很好，对于肝硬化这种富贵病尚可维持治疗。如果他能一直按医嘱休养，多活几年甚至十几年没问题，但他还是很快就离世了。熟悉他的人都说，他的死是命定的，所谓“命”其实就是性格、个性，性格、个性是很难改变的，所以人们才会说“江山易改，本性难移”。

他特别好强，有很好的摄影技术，视摄影如命，身体稍微好点就要出去拍摄。摄影向来是非常耗体力的，在所有职业中，摄影师几乎是最短寿的一类，特别是从事风光摄影的人，一是因为他们的工作环境危险，会遇到不测，另一个原因就是摄影太累，对身体的消耗巨大。肝病是所有慢性病中最需要休息的，因为只要活动，肝脏就要工作。医生甚至嘱咐慢性肝病患者平时多躺，躺的时候脚抬高，这样就等于给肝脏回输血。

翻山越岭拍风光的人，怎么可能做到这一点？不断的劳累加重了肝病，这个很有才华的摄影师的生命终止在五十几岁。

他的死让给他看过病的医生惋惜，因为像他那种身体状态，又维持了十年

的大有人在，他们的病是相同的，治疗方法也是相同的，而且他比其他人无论是身体还是经济条件都要好，但结局却不同，为什么？性格使然，命中注定。说得残酷点，就算躲过了一次病害，如果他秉性依旧，还会被另外的疾病命中，只不过是时间问题，所以才会说“治得了病，救不了命”，这个结论是在无奈时才下的。

我们总说“性格决定命运”，在这个因果关系中，是有个大致路径的：性格决定生活方式，甚至决定世界观、价值观，后者会渗透到每个生活细节中，包括吃什么饭，怎么吃饭，在什么心情下吃饭，以什么速度吃饭；做什么事，怎么做事，以什么速度、什么方式做事……以此类推到衣食住行的每个细节，他们之所以这么做，不那么做，归根结底都是性格决定的。细节决定健康，我们的身体往往是被错误的、消耗性的细节一点点伤到的。

我们靠吃药打针治病的时候，无论哪种药物进入体内，都会有浓度的变化，只有保持在一定浓度，药物才能发挥作用，所以，现在好一点的药物可以制成“缓释”的，一点点地在体内崩解，为的就是尽可能地保证体内药物浓度的稳定。即使如此，一般一天或几天也就代谢干净了，药效也会从高到低，乃至消失。而生活方式每时每刻都在参与生活，影响生活，别看它微小，甚至不值一提，累积起来效果却是惊人的，它的细碎不过是在以化整为零的形式影响生命而已。

三 每天多吃一个饺子，一年就会胖出六斤

我认识一个患者，60多岁，因为年轻时抽烟很凶，后来得了支气管炎，由此演变成“慢性阻塞性肺疾病”。这是眼下中国人高发的一种慢性呼吸系统疾病，类似过去的“老慢支”的后期，这种人每次感冒都会加重，甚至会因此急性衰竭乃至死亡。这个患者就经历过几次，而且多是在冬天，因为受凉而感冒，又因为感冒而旧病复发。

为此，他变得特别怕冷，不敢外出，在家里也捂得厚厚的，结果因为过度保温，免疫力更低，稍微开下窗户都能让他大病一场。医生建议他在避免感冒的同时还要锻炼，特别是耐寒训练。

于是，他想出了个办法。每天晚上临睡前，都要把白天穿的棉毛衫裤换成睡衣，之前因为怕着凉，这个程序都免了，每天脱了棉毛衫裤就赶紧钻进被子里。听了医生的建议，他决定试试，每天睡前把棉毛衫裤换成睡衣裤。一开始只换睡裤，一周后发现自己没因此冻感冒，于是增加到换睡衣，以前是天气好、室温足够高的时候才换，后来变成室温不高的时候也坚持换，他就在每天换睡衣裤的空当中一点点增加对寒冷的接触，这看似是个简单的程序，但他认真地坚持了下来，结果，那个冬天他居然没感冒。第二年，他开始用冷水洗手，逐渐变成用冷水洗脸……随着这个习惯的养成，每年冬天他感冒的次数明显减少，而且即便是感冒，程度也很轻，至少不会引起旧病复发。

他的这个经验让他的主治医生很吃惊，医生也没想到，坚持能有如此的力量。医生向其他容易感冒又怕感冒的患者推广，也屡屡生效。一个简单的耐寒训练，在很多人身上都收到了意想不到的效果，如果一定要说它的神奇之处，

就是每天的坚持。在这种习惯养成的过程中，身体的免疫功能逐渐强大起来，成了抵御疾病的有力屏障。

与这个例子相对应的是减肥的例子。

很多人总是减肥不成功，又找不到不成功的理由，没觉得比别人多吃什么，却还是总胖，为什么？其实，“物质不灭”的真理放在减肥这件事情上，更是绝对的铁律。总是胖的人，一定要认真计算一下每天真正的热量摄入，他们很可能就是在不知不觉中长的肉。

有人做了统计研究：十一粒花生米，一片多苏打饼干，半个饺子，八个开心果，如果每天你只是多吃其中一种，比如今天多吃一片多苏打饼干，明天多吃半个饺子，连续一年下来，假设你的运动量维持在原有水平上，就可以因此净增体重三斤。

三斤的体重看似不多，但是，每天一片多苏打饼干也不多呀，如果你再放松一点，每天多吃三片多，一年下来就会长九斤，这个分量就明显了。如果你身高一米六，所有人都会觉得你明显发胖了，问你的时候，估计你不会觉得每天多吃那三片苏打饼干是个值得在意的增肥细节。

有句话人们总念叨：“细节决定成败，细节就是力量。”之所以这么说，是因为大都是由小组成的，大分散在每个小的细节中，抓住了细节就抓住了主干，特别是健康这件事。

大家都知道狼孩的故事，一个婴儿由狼带大，他虽然是人，但却显现出狼的特质。按说，基因是非常顽强的，要想改变一个基因，要经过几代生命周期。但是，从小由狼带大的孩子和狼很像，就是因为狼的生活方式重新塑造了他，这种塑造是在每天一点一滴中完成的，积攒起来，力量大得惊人。

有句话说：“病来如山倒，病去如抽丝。”其实，这个形容只对了一半，“抽丝”的那半句是对的，因为从生病到康复的过程，是需要器官组织功能的逐渐恢复的。其实，病来的时候也不是如山倒那么迅速，之前都有个类似抽丝一样逐渐演化的过程。比如癌症，癌细胞长成明显的癌，有时候需要十几年的时间，这十几年间，长多大、长不长都和每天的生活细节有关。

上海中医药大学的何裕民教授是著名的中医肿瘤专家，他见过很多后悔莫及的癌症患者。其中有一个是很成功的收藏家，一辈子喜欢喝酒应酬，日夜颠倒，最后得了癌症。得了癌症之后，他开始回忆自己这一辈子，他算出来，患癌症前他一共喝了4万瓶啤酒、4万杯咖啡，吃了3650顿洋快餐，后来发现小便有问题，去医院检查，发现是膀胱癌晚期。

到目前为止，医学界已经发现，癌症、冠心病、高血压、糖尿病等，起因主要是生活方式，基因因素不超过10%，生活方式因素占70%到80%。所以世界卫生组织才提出，发展中国家民众若改变生活方式，可控制60%到80%的慢性病。

四 古代的长寿者做了什么

其实，所有的人都是向死而生的，从出生的第一天开始，就在走向死亡、接近死亡，只不过这个接近的时间有长有短，长短不同，命运也就不同。

《黄帝内经》里这样说过,“上古之人”是可以“尽终其天年，度百岁乃去”的。所谓“天年”，就是人的正常自然寿命，百岁应该也不是个虚数，很显然，在古代，肯定是有人活到了这个年岁的，作为中医“宪法”的《黄帝内经》才会记录在案。

古代的医疗条件可想而知，就算有中医护佑，对很多疾病，人们仍旧是束手无策的，这些长寿者做了什么能活得那么久？其实没什么神秘之处，办法也早就写在《黄帝内经》里了：“法于阴阳，和于术数，食饮有节，起居有常，不妄作劳。”意思是，饮食起居和劳作都遵守自然规律，说白了，这不就是我们说滥了的规律生活吗？看似平常，但如果真能每天坚持如此，就可以出现奇迹。

换一个角度说，能坚持如此规律生活一辈子的人，一定是个自律的、宽容的人，能做到这一点的，在古代被称为“仁者”，而“仁者寿”也是古往今来的规律。他们之所以活得长，就是因为他们的好个性促使他们选择好的生活方式，好的生活方式又反过来帮助塑造他们的个性，一生都处在这样的良性循环中，自然会长寿。

最近看了个消息，说北大哲学系是著名的“长寿系”，那个系里的哲学家或哲学研究者活过90岁的比例很高，而他们的生活没任何诀窍，无非是用恬淡虚无、顺其自然的哲理指导再平常不过的生活细节。如果从中医角度看这些细节，他们都堪称无师自通的中医大师，他们肯定也不会参与到信不信中医的辩论中，这在他们可能是个伪命题，因为无论信与不信，中医都是中国人早晚会选择的生活方式，对中医的选择或归属甚至可能是生命的本能之事。

五 中医是中国人最终都会选择的生活方式

因为记者的身份，我经常接触、采访西医专家，他们很多都是顶级人物，但他们比普通人更相信中医。这种相信，不只是哲学层面上的，不只是觉得中医的治疗思想更合乎人性，他们更体会到，中医发端于中国传统文化，最能左右和改变中国人的生活方式，而后者，在疾病的治疗和身体的恢复中，是比手术和药物治疗还要重要的环节。

阜外心脑血管病医院冠心病诊治中心副主任吴永健，专门用支架治疗冠脉狭窄或堵塞的患者，他的病房和门诊永远人满为患。冠心病患者都觉得，只要找到吴永健，让他给自己做了支架，血管不堵了，人就进了“保险箱”。对此，吴永健始终不认同，他不仅反对多安支架，反对支架必须是进口的，而且强调，安支架只是冠心病治疗的开始，之后的运动、饮食干预比支架还要重要，否则，患者很快还会“二进宫”。

北京同仁医院的翟长斌医生，从近视眼手术引进中国就开始为患者做这个手术，各种世界上最先进的仪器，北京同仁医院都是同步的。近视眼患者大松了一口气：到最后不就是找翟医生拉一刀吗？但每次谈到近视眼治疗，翟医生始终强调的不是新技术，而是手术之后的用眼卫生习惯养成，如果不加注意，经他矫正过的视力仍旧可能下降。

这些医生虽然都有着西医的“绝技”，但谁也没举着救命大旗，大包大揽地把治愈疾病归于最新药物或最先进的手术，他们把患者康复乃至维护康复效果的希望寄托于治疗之后的生活维护，而中医就是在这个时候被他们认同的。

人们吃中药时总会问医生有什么忌口，中医一般都是忌寒凉，忌辛辣，忌油腻。人们都觉得，这是中药需要忌，不忌这些寒凉、辛辣、油腻的东西，就会和药物打起来，起反应。

其实，中医的忌口不是针对药物的，而是针对身体的，是你的疾病状态、体质状态需要忌寒凉、油腻。比如你是个阳虚的人，医生给你开了黄芪、干姜驱寒，你一边吃着药，一边继续喝冰水、吃冰激凌，效果肯定不好。这些冰水、冰激凌其实是不会和黄芪、干姜犯冲的，之所以效果不好，是因为你的饮食加重了寒凉状态，温补的药物药力不及了。

也就是说，即便你到了不需要吃药的程度，这种忌口只有坚持下去，才能彻底改善体质、消灭症状，才能以后也不吃药，而这个忌口的坚持就必须融合在细碎的生活里，变成习以为常的生活方式，融合久了，习惯了，也就依从了，这就是为什么说人生病是“三分治，七分养”。

因为无论是药物还是手术，其实都是“健康大厦”的“敲门砖”，门敲开了之后你能走多远，就靠自己的本事了。中医所做的事情，就是在你进门之后继续引导你走正道。

我们听过很多类似的例子，有的癌症患者被诊断为癌症之后，因为没钱或其他原因，自动离开医院，不开刀也不吃药，回家静候，结果却奇迹般地活了下来，于是人们说这是“自愈”。在这个“自愈”的过程中，患者虽然不吃药，但大多会找个安静的地方，能尽情地呼吸新鲜空气，吃新鲜食物，放下生病前放不下的事情和心事，还可能会漫步田野山川……如果说这种人的起死回生是远离医药之后的“自愈”，不如说是接近了中医之后的康复，只不过此时的中医养生方式已经化作了他的生活方式，而“恬淡虚无，病安从来”这种观念，贯穿在中医诊疗的始终，甚至比一位名医的一个名方更有价值。

有一部美国电影叫《晃动摇篮的手》，大意是讲一个照看孩子的保姆最终颠覆了一个家庭。一个看似每天围着餐桌、婴儿床转，对大局无足轻重的人，却可以改变生活的根基，就是因为生活的细节和琐碎是最能有效改变生活品质乃至健康品质的，而很多疾病的罹患其实都来自生活细节，是日复一日的积累导致的。

只可惜，这种对中医的回归，或者说从不信到信，往往都要等上了年纪，自己患病或看到别人的生命悲剧之后才会醒悟。而那些始终宣称不信中医的人，要么是错误地给中医定了位，要么是错误地给医学定了位。其实，将自己有限的生命全部托付给任何一门单纯的技术，都是单薄而危险的，不管这门技术是最先进的手术，还是最传统的针灸，都是健康的“身外之物”。它们都不可能像养成一种健康的生活方式那样，可以携带终生，也可以受益终生。

像熬夜这样不健康的生活细节，常见于我们的日常生活。它不仅超出了身体的耐受程度，使疾病丛生，熬夜造成的后果也经常让医学无能为力。很多女性的不孕就是熬夜惹的祸！

从西医讲，熬夜导致了内分泌紊乱，进而直接影响到卵巢功能，造成排卵不正常。从中医讲，熬夜最伤阳气，被熬夜剥夺的睡眠，原本是身体用来修复损耗、培植阳气的……从这个角度上说，按照一个健康的程序，过每天不伤阳气的日子，女人的生命和生活才能充满暖意。

第三章

暖女人养身时刻表

6:30 a.m.
起床

早上6:30，是上班、上学的人惯常的起床时间，而且不分春夏秋冬。事实上，按照中医养生规律，每天的起床时间应该随四季变化而变化，能够跟着太阳走是最好的，就像天安门广场的升旗时间。要讲究“日出而作，日入而息”，至少不以一味早起为目的，因为我们沉睡了一夜的阳气，需要借助初升的太阳一点点回暖。

一 中医养生不鼓励早起

正确的中医养生，不是一味地讲究早起。早起是勤劳的象征，有时也是因生活所迫。如果按照人体正常规律，一年四季的起床时间，都应以太阳出来的时间为准，就像天安门广场升旗的时间一样，用中医的语言形容是“以待日光”。就是说，等到太阳升起来之后再起床，因为到了这个时候，阳气才开始充盛，不至于因寒伤身。

夏天，太阳升起得早，适合早起，六点多就合适，不能睡到太阳照到屁股；冬天，太阳要到七八点钟才升起，那就最好晚起，能以太阳升起为标准的作息，才是最符合人体生理的。所谓“睡到自然醒”，不是说头一天晚上不睡、熬夜，等到第二天睡足了再起，而是说，在正常的作息前提下睡到自然醒，因为这样的自然醒是由身体本身调节的，是对身体功能的顺应和成全，这才是合乎健康规律的“自然醒”。

为什么“自然醒”是健康的？先要了解下面的知识：很多人听说过“开天眼”，打通“第三只眼”。人们在后来的研究中发现，人确实是有类似“第三只眼”的结构。最早，生物学家在已经灭绝了的古代动物头骨上发现了一个洞，后来证实，这是“第三只眼”的眼眶。不论是飞禽走兽，还是蛙鱼龟蛇，甚至人类的祖先，都曾有过“第三只眼”，只不过随着生物的进化，“第三只眼”逐渐从颅骨外移到了脑内，这就是位于大脑中的一个红色的豆状结构——松果体。

尽管松果体深处颅腔内，几乎“与世隔绝”，不能直接观察外面五光十色的自然，但它仍旧保留着“第三只眼”的功能，能感受到光的信号，并做出反应。比如，我们在阳光明媚的日子里会感到心情舒畅、精力充沛、睡眠减少，在细雨连绵的阴霾天气里，则会情绪低沉、郁郁寡欢、想睡觉，这都是松果体分泌的激素在调节我们的情绪。

这个“第三只眼”，还可以通过分泌让人入睡和觉醒的激素来调节我们的睡眠，这种激素叫“褪黑素”，又叫“松果体素”，也是被广告做滥了的“脑白金”的主要成分。

褪黑素一般在晚8点左右开始分泌，晚11点迅速升高，凌晨2～3点逐渐下降，早8点下降到最低点，这个分泌周期正好与太阳的升起和落下同步，通俗地讲，就是天黑了开始分泌，天亮了分泌减少。所以，我们要睡个好觉时，一般都会把窗帘拉上，而如果窗帘太薄，第二天很早我们就会被透过来的光线晃醒。事实上，这不是光线晃眼的问题，而是褪黑素的分泌唤醒了你。如果你的起居一直正常，人就会自然地按照这种入睡与觉醒规律“睡到自然醒”，这也正好符合中医养生讲究的以太阳为中心的“以待日光”。

作息时间不规律会有什么后果呢？如果单从眼前的感觉上，可能很难察觉到，因为影响健康的因素向来都是综合的，也是长期的，但是，研究者还是给出了令人警醒的结果：全盲的人的癌症罹患率比视力正常的人低，原因之一是盲人晚上不用开灯，他们的褪黑素的分泌不受影响。

国际癌症研究机构（IARC）谨慎地提示了熬夜与女性乳腺癌的关系（虽然谨慎，但说明已经发现了这方面的明显苗头），多项研究结果表明：夜班人员，包括护士、空乘人员等，她们罹患乳腺癌的风险是正常人的1.4～1.5倍，而导致乳腺癌发病率升高的罪魁就是褪黑素分泌的减少。

正常情况下，褪黑素白天几乎不分泌，只有到了夜间，天黑了，灯光暗了，才分泌增加。而对于夜班人群来说，明亮的灯光会抑制他们褪黑素的分泌。褪黑素的一个重要作用是保护细胞不受氧化，而细胞的癌变则是氧化的结果，一旦褪黑素分泌得少，细胞被氧化致癌，癌细胞的生长速度就会加快。从中医的阳气上说，道理也很简单，熬夜以及过早起床，都是剥夺了阳气生成的时间，都是在伤阳气，属于阴邪的癌症自然多了肇事的机会。

二 起床时必有的三个“半分钟”

那个救命电话是早上6:40打给我的，一个出版社的老板，一向身心俱坚、不轻易言败，他在电话里气若游丝地对我说：“我可能要死了。”

要不是这人一贯品行可靠，生意规矩，与黑道无染，我肯定以为他被绑架了，因为那语气太吓人了：“我快要死了，天旋地转，睁不开眼睛，浑身冒汗……”

他血压不高，血糖正常，血管没堵——这三个能致命的指标正好在一个月前做了检查。

“早上的闹铃一响，我腾地就起来了，然后就开始晕……”

清晨被惊醒、猛然起床、晕了两三分钟——这些症状凑一起，我马上意识到，很可能是“耳石症”。这个虽然不要命，但发作起来让人痛不欲生的病的起因，就是违背了中医养生的每天第一道工序——“广步于庭，披发缓行”。

这是《黄帝内经》里的一句话，说的是春天的早上起来该干的事，不是急火火地跑步、爬山、挤地铁上班，而是在庭院里慢悠悠地散步，连头发都不扎紧，因为此时正是人体阳气缓缓恢复之时，阳气尚弱，所以需要扶助，需要引导，需要成全，此时的行动需要轻缓，如果违背就会出问题，“耳石症”就是后果之一。

“耳石症”，是指我们的内耳里面，一个负责平衡的结构脱落下来了，因为这个结构看着像石头，所以得名“耳石”。这个“石头”一旦脱落，人就会因为失去平衡的调节而晕得厉害，看什么都转，要死要活的，很可怕。其实，越是这种可怕的、来势汹汹的症状越不要命，而且会在短时间缓解、恢复。“耳石症”的发病率较高，而且发作最多的时间，就是清晨起床。

和耳石症的不要命相比，清晨发作的很多疾病是会导致猝死的，因为清晨在西医里也被称为“魔鬼时间”。

2014年11月22日清晨，解放军309医院的我国著名微创脊柱内镜专家白一冰教授在家中去世！这不是偶然，之前，高秀敏、马季、王小波、梁左……这些名人无一例外都是在凌晨或清晨这段时间里发病离世的。

美国哈佛大学对4000名心脏病患者调查后发现，在一天中，清晨6至9时为心脏病发作的“高峰期”，此时段发作的非致命性心脏病，比晚上11时发作的心脏病多3倍左右，这种现象被称为心血管事件的“晨峰现象”。

这是因为人体的交感神经负责调节心脏和其他脏器的活动，保证人体在面临突发情况时能够保持紧张状态，而副交感神经则可以抑制心脏兴奋，目的是保护机体、调整恢复，交感神经和副交感神经联合作用，维持着人体的平衡。在清晨，交感神经的活动可增强一倍，心率波动会比较大，心肌耗氧量也会增加。

而此时，人体经过了一整夜的水分流失，清晨刚醒的时候还来不及补充，血液黏稠度是全天最高的。清晨又是一天中气温最低的时刻，人体受冷、血管收缩，再加上血压的升高，很容易引发急性心脑血管疾病，如果是冬天，这个危险性就更大。最典型的是北欧人，他们心脑血管疾病高发期是清晨五六点钟，尤其是冬天雪后的早上。北欧的冬天多雪，人们早晨起来一看下雪了，都纷纷出来扫雪，而寒冷、劳累、清晨是世界公认的导致猝死的“三联征”。

这也是有些专家提出晨起服用降压药的理由，因为经过一晚睡眠，体内降压药已经代谢到谷底值，在没有降压药的保护下，如果突然起身活动，特别是在寒冷的环境中，身体很容易不适，所以这些专家提出：晨醒一杯水，晨醒一口药。

虽然不是所有人都有高血压的问题，虽然我们也很难达到“披发缓行”的境界，但是能做到不要每天都是被闹铃惊醒一定是有益身心的。英国《每日电讯报》报道称：与“自然醒”相比，被闹钟叫醒的感觉非常糟糕，无异于酩酊大醉后的不适。

实验表明，人从睡眠状态到清醒，呼吸会从每分钟 16 次提高到每分钟 24 次，心跳加快 10 次，脑电波从每秒 8 次提高到每秒 30 次。倘若此时突然被闹钟搅扰，尤其是从深度睡眠中被惊醒，人的短期记忆力、认知能力，甚至计算能力都会受到显著影响，使人心慌、情绪低落等，就像喝醉了酒一样，感觉头重脚轻。而日本进行的一项研究也发现，突然被闹铃惊醒的人比自然醒的人血压更高、心率更快。因此，相对从容地起床，而且在起床之后，做到“三个半分钟”，尽量保护初生的阳气，就显得尤为重要。

暖女人这样做

起床之后的三个半分钟

- 第一个半分钟：醒了之后，躺着别动，等半分钟。
- 第二个半分钟：坐起来别下床，坐在床上等半分钟。
- 第三个半分钟：坐在床边，脚垂在地上等半分钟。

这个过程中，最好能按摩按摩手脚，这样可以减缓交感神经的兴奋性，使血压和心率不陡然增加，更利于各个器官系统在清晨这个危险时刻的平稳过渡。

三 清晨最容易发生和加重的疾病

心脑血管疾病 与一天中的其他时间相比，早上6～12点，心血管疾病发作的风险高出40%，心脏性猝死发生的危险度高出29%，各种类型中风发生的危险度高出49%。所以，现在很多学者建议，将清晨高血压列入心脑血管的独立危险因素。

哮　喘 早上4～6点，哮喘的发作概率是其他时间的100倍，部分原因是人体在早上对肾上腺素的敏感性较高，容易引起支气管变窄。此外，床上有不少灰尘、螨虫，人睡觉时难免和它们“亲密接触”，这也可能引发哮喘，所以，美国过敏学专家建议：起床后别立马叠被子，要让被子晒晒太阳，房间保持通风。如果是哮喘发作期的患者，可以在头一天晚上服用预防性药物。

牙　疼 早上3～8点，牙疼在这段时间的发作概率是其他时间的两倍，这也许和肾上腺皮质醇夜间分泌降低、抗炎作用减弱有关，早上服用阿司匹林治疗牙疼效果较好，但不宜空腹服用，以免刺激肠胃。

偏头痛 早上4～9点，人的血压在这段时间会升高，头痛部位的血管会扩张，从而容易加重头痛。

痛　风　痛风发作最有可能出现在深夜或清晨，因为夜间血液流动变缓、炎症加重，而身体内一种天然的抗炎物质皮质醇浓度往往在黎明时最低，所以早上痛风会恶化，很多人是起床还没下地就发现脚肿了，或者是被脚疼疼醒的。脱水会让痛风更容易发作，因此睡前饮用一杯水，可以冲淡血液的浓度，减轻发作程度。

咽喉痛　不论是由病毒还是由细菌感染引起的咽喉痛，往往会在早上最为严重。主要是由于卧室中的空气过于干燥所引起，也有可能是因为鼻塞，不得不用嘴呼吸所致，使口腔更为干燥。所以，在卧室里放加湿器，增加空气中的湿度，是抵御早晨喉咙疼痛的最佳办法。

肌肉痛　很多肌肉疼的病因尚不清楚，可能与人体自备的“消炎药”皮质醇的含量在夜间降低有关，这种疼痛越卧床越糟糕，一般在站起身活动之后会缓解。需要注意的是，如果这种情况持续存在，还要想到一种病状，叫“晨僵”，不仅是肌肉僵硬疼痛，还会涉及关节，这种情况还要提防类风湿性关节炎、强直性脊柱炎的问题。

6:40 a.m.
一天的第一杯水

早上喝水的目的是为了保持血液黏稠度的适中和运行的顺畅，所以，喝什么不重要，喝最重要。更加重要的是，这第一杯水不能是冰水，即便是夏天，对于晨起刚刚萌芽的人体阳气来说，一杯冰水无异于当头一棒，长此以往，足以使你先变成“冰美人”，再变成“病美人”。

一 早上的第一杯水，该怎么喝

早上喝水，这基本上是尽人皆知的，而且花样多了，能上台面的至少有凉开水、盐水、蜂蜜水、柠檬水、茶水……总之讲究越来越多，这就把问题弄复杂了，早上喝水，重点是要喝够，而不是喝好，这个“好”就是水的质，它不如水的量重要。

之所以早上要喝水，主要是因为人睡了一夜，虽然你觉不出出汗，但是整个身体的皮肤每分每寸都在往外蒸发着水分，这在医学上叫作“无感蒸发”。

“无感蒸发”的过程会带走身体大量的水分，所以，早上起来那一会儿，血液的浓度是最高的、最黏稠的，这也就解释了为什么很多要命的病，比如冠心病、脑中风等由于血栓而加重或者引发的病更多的是在清晨发作，简单地讲，就是水少了，血浓了。说严重点，早上起来喝水，其实是为了保命。

既然是保命，要冲淡血液，甚至冲开血栓，水就要喝够，不是喝一口两口，觉得嘴里不干了就了事，最好要一次喝够200毫升，基本上是一袋牛奶的量。特别是中老年人，包括更年期之后的女性，虽然她们可能才五十多岁，但是只要月经一停，原来在男性身上更高发的各种因血栓引起的疾病，对于她们已经“男女平等”了。

至于喝盐水估计是老讲究了，一是因为以前能用的消毒、灭菌药物很少，只能指望盐水来杀死口腔的细菌。但是，能杀死细菌的盐水，一定是非常咸、非常浓的，盐水的渗透压要高到一定程度。这个道理类似我们腌咸菜，腌上半天就要出水了，如果套用医学上的术语，这属于“高渗脱水”。盐水杀菌无非就是用很浓的盐，把细菌体内的水分腌出来而杀菌，这个办法显然不可取，特别是现在中国人吃得太多了，几乎要把高血压吃成新“国粹”了。

盐水中，唯一可以喝的是生理盐水，所谓生理盐水，就是盐水和人体细胞的渗透压是相等的，它的浓度只有0.9%。因为淡，因为等渗，无论是注射进去，还是喝进去，都不会使细胞脱水，而且因为等渗，可以很快被吸收。

如果一定要和白开水相比，生理盐水喝下去之后，不会像喝了等量的白开水那样多尿，因为白开水喝多了，血液稀了，身体的“抗利尿激素”会本能地减少分泌，小便因此就多了。而生理盐水是等渗的，没有冲稀血液的问题，所以不至于喝了就尿。这倒是提醒了那些总是喝了就尿又不可能马上找到厕所的人，如果是在外旅行，喝生理盐水可能会方便一些。

至于柠檬水、蜂蜜水，它们更大的价值在于好喝，能帮助你不太费劲地喝够200毫升。你别指望柠檬水很酸就能补充维生素C。柠檬之所以酸，不是维生素C的原因，而是因为它含有的柠檬酸，从补充维生素C的角度看，100克柠檬只含有22毫克维生素C，我们平时吃的维生素C，一片就是100毫克。蜂蜜润肠的效果也始终是打问号的，如果你喝了这个水，大便通畅了，很可能是喝水本身的问题，因为便秘的第一个原因是肠道缺水。

还有一点需要说的是，不管是什么水，都以温水为好。保温，忌饮冷，是中医一贯的主张。之所以如此要求，是因为中国人不是阳气特别旺盛的体质，阳气需要时时珍惜，特别是早上，“平旦人气生”，人的阳气要等到太阳露出地平线，才开始逐渐旺盛，在这个时候你喝进一杯凉水，不管这凉水是什么质量的，都是给还在初升时期的阳气当头一棒。

二 你一天该喝多少水

一个正常的成年人，每天平均需水量在2500毫升以上，其中1500～2000毫升来源于直接饮水，余下的则从食物中摄取。就算你再不喜欢喝水，每天不是通过喝汤喝果汁补充水分，直接喝进去的水也不能少于1500毫升。这已经是底线了。

身体是不是缺水，不是依靠感觉来判断的，总是不喝水的人，对缺水的耐受性很强，就算身体已经缺水了，他也未必知道，而很多问题就是缺水造成的。暂且不说重大疾病的慢性蓄积，光是女人关心的皮肤，好与不好，和皮肤是不是缺水就有直接关系。

因为人体的70%是水，任何一个组织器官，想要保证正常的运行，必须在水环境下进行，包括我们视为门面、决定容颜的皮肤。但是，和心、脑、肾等器官相比，皮肤还是相对次要的，所以，无论是气血的供应还是水的保证，一旦出现紧缺，身体会马上“舍车保帅”，皮肤就是第一个被舍弃的。所以，贫血或者气血虚弱时，心、脑、肾未必出现状况，皮肤和头发却先变得枯黄、憔悴、无光泽了，缺水也一样，不信你可以去问问那些皮肤很干燥、抹什么保湿剂都无效的人。她们要么是很少喝水，要么是不敢喝水，因为喝了就要去厕所。不管是哪种，都足以使皮肤长时间处于缺水状态，只不过前者是习惯问题，后者是身体的病态，需要纠正和治疗，在这种缺水状态扭转之前，皮肤的干燥是很难彻底改善的。

皮肤的湿润与否，不是由你抹什么保湿液、喷什么保湿水决定的。皮肤的第一大作用就是屏蔽外来异物，包括屏蔽水，否则，我们游一次泳、洗一次澡，还不就被水泡发了？既然如此，外在的保水或补水都是暂时的、短暂的，真的能使皮肤湿润并因为湿润而生机盎然的，一定是水分由里而外的蒸发，这在医学上称为“无感蒸发”。

在蒸发过程中，第一个受益的就是皮肤，这也是为什么很多一辈子没用过护肤品甚至脸都没认真洗过的男人，皮肤却比讲究了一辈子的女人要好的原因。因为他们的火力旺，又不缺水，他们的皮肤长期被“无感蒸发”带出的水滋润着，这种自带的“护肤品”，远比你喷的、涂抹的保湿剂、水润霜要作用持久。

很多人觉得护肤品有效，吸收好，是因为它们抹在脸上之后，能感到很快就干燥了，这个时候你会觉得是吸收掉了。事实上，80%的东西是被蒸发到周围的空气中去了，它产生的保湿效果，也不过是使干燥的空气少从你皮肤上掠夺掉一些水罢了，至于皮肤原本的缺水状态，很难指望护肤品来改变。所以，无论是好的皮肤，还是好的身体，都需要足够的水分做基础。而真正能判断你自己是不是缺水的指标，是看小便的颜色。正常的、不缺水的时候，小便应该是透明的、清亮的，最好是无色的，或者是淡淡的黄色，如果颜色变黄就说明已经缺水了，如果已经是深黄色，这个时候就要尽快补进250毫升的水才能扭转身体的缺水状况。

三 24小时喝水时刻表

6:30a.m.

经过一整夜的睡眠，身体已经缺水了，很多病在早上发生，比如心脑血管疾病等，甚至皮肤的老化憔悴都和缺水有直接关系，因此，起床之际要先喝下250毫升水，这样才能冲稀血液。

很多人都说此时喝水有排毒效果，这有点夸张，其实是补充足够的水之后，身体的各项功能恢复了，包括现在人们特别看重的排毒，是人体原本就有的正常代谢，只不过需要水的保证罢了。

8:30a.m.～9:00a.m

这段时间正好是吃过早餐、赶到办公室，或者是各种家务告一段落，从睡眠到清醒再到忙碌。这段时间的精神是相对紧张的，如果又是干燥季节，水分的蒸发会很明显，敏感的人已经感到口干了，这个时候需要喝水，最好能达到250毫升。如果来得及，自制的各种“能量合剂”，或者各种维生素的补充，乃至一些需要长期服用的中药，都可以在此时喝了，如果有些药是要求一天吃两次的，这个时候应该吃第一次。

11:00a.m.～11:30a.m.

现代人的工作、生活环境都改善了，很少有因为热而缺水的情况，特别是待在空调房里，因为温度适宜，不觉得热也就不觉得渴了，很多人因此想不起喝水。事实上，空调环境中是最容易缺水的，最典型的是坐飞机。

医学上有个病症，叫“经济舱综合征”，因为人坐在经济舱里，空间很小，几个小时不活动，血液流动慢，因此特别容易形成血栓，并随血流堵在关键部位，比如肺动脉或者脑血管，这个综合征就致命了。很多人下了飞机突然发病，晕倒甚至不治，很多就是因为这个“经济舱综合征”。

血栓在形成过程中，机舱中的干燥空气起了助纣为虐的作用，其实，机舱是很凉爽的，因为有空调，但凉爽的同时是干燥的，人体在这个环境中会不断缺水，血液不断地被浓缩，从而导致了疾病的发生。

如果家里或者办公环境也有空调，这个问题同样会出现，再加上久坐不动，虽然没坐飞机，但也会出现类似“经济舱综合征”的问题。从这个角度说，不管你身处的环境是不是炎热，及时补水都非常必要。

上午11点，距离午饭还有段时间，喝水正好不影响午餐。如果你坐的位子离饮水机或茶水间还有段距离，那就不要在桌子上准备水瓶，每次喝水都强迫自己到饮水机或茶水间那里去接，这样不仅喝水了，而且强制自己起身活动，让自己放松一下，及时纠正久坐的后患。

1:00p.m.

这个时候正好是吃完午餐，准备午休。首先，用水漱漱口，之后喝100毫升水，准备接下来的短暂午休。

吃东西之后漱口或刷牙是牙齿保护的必需环节，但清洁时间有讲究，不要马上进行，特别是刷牙，因为吃了东西之后，牙齿表面会自动地产生一层保护膜，这是身体的本能，为的就是保护牙齿不受腐蚀。吃完饭马上刷牙，会破坏这层膜，最好是饭后10分钟左右再漱口刷牙，之后再喝进一杯水。如果午餐喝了很多的汤，这杯水可以少喝，否则要补充得多一点。

需要提示的是，因为社交的原因，很多人担心自己有口臭，身边备着漱口液，经常用来清洁口腔，这就需要注意漱口液的成分。如果只是单纯的清凉爽口成分，常用无妨。如果里面含有抗菌成分，这类漱口液就不适合常用。因为我们的口腔中有400多种细菌，它们都和我们和平共处，而且是“天生我材必有用”的，如果总是用含有抗生素的漱口液漱口，这些细菌之间的平衡就会被打破，反倒容易引起或加重口腔溃疡等口腔问题。更重要的是，口臭未必都是牙齿、口腔的事，很多时候是因为胃中有热。西医也发现，胃里有幽门螺杆菌的人口臭很明显，而且会久治不愈，这种情况不是简单漱口能解决的。

3:00p.m.

这是下午最主要的补水时间，茶、咖啡或者药茶都可以在这时喝。因为加了味道，这次的水可以喝得多一点，而且可以把“茶歇”当作一次短暂的社交机会。

5:30p.m.

下班离开办公室前，再喝一杯水，一是为回家的晚餐做准备，二是可以应对一路上的消耗。如果你是个胖子，这个时候可以喝一杯不加牛奶不加糖的清咖啡，一来补水，二来提神。如果可能，借此多走几步，甚至可以走回家，闲置了一天的身体也有了运动的机会。

现代人都抱怨工作累，但这个累主要是脑子累，身体多是安逸过度，这也是失眠、发胖的原因。如果能在上下班的路上运动运动，一来动了身，二来静了心。

10:00p.m.

确切地说，应该是在睡前一小时到半小时再喝上一杯水，这杯水一定要喝，否则接下来的一夜，你的身体无以应对“无感蒸发”，会导致第二天早上严重缺水。

很多人临睡前不喝水，一是怕起夜，二是怕第二天起来眼睛肿，这两个问题都不是只靠不喝水就可以解决的，因为它们都属于病态，都需要纠正。如果仅仅以不喝水的办法将就着，肯定一边是缺水，一边是导致夜尿多、眼睛肿的问题持续存在，后者多是肾虚，是未老先衰的表现。

暖女人要知道

什么是无感蒸发

“无感蒸发”是人体自身的功能，它不是出汗，通常你感觉不到，但是在身体的热力作用下，体内的水分无时无刻不向体外蒸发。

6:45 a.m.
上洗手间

“要想长生，腹中常清”“要想小儿安，三分饥与寒”，这些古训强调的都是大便的通畅，因为排便是排毒的要道，而且中医讲“肺与大肠相表里”，大肠总是被揣得满满的，就会因为肺气不宣而感冒。

不仅如此，大便的正常与否也可以检验一个人的消化能力，单是“大便不成形”这一个指标，就已经给中医的“脾虚”提供了证据。因为不成形的大便来自无力的肠道肌肉，由此也可以推断正常的排便是需要肌肉的力量来协助的，而后者关乎我们的日常起居和作息。

一 健康的“三快”，你做到了“几快”

早上排便应该是最好的时段，早上起床之后和早饭前后这段时间，前一天的食物基本上已经消化完成，废物进入肠道，到了需要排泄出去的时候。如果能在这个时候排便，等于让肠道干净、轻松一段时间，这对身体很重要。因为中国的历代医家都在强调“要想长生，腹中常清”，无非是强调大便中含有毒素，需要有规律地排出。

暖女人这样做

走得快，说得快，拉得快

世界卫生组织公布过一个健康标准，其中包括“三快”：走得快，说得快，拉得快。

• “走得快”需要的是这个人身体的敏捷和协调性，需要神经、肌肉系统的配合和健康，无论是支配行走的神经出问题，还是身体的肌肉无力，这个人都不可能健步如飞。

• “说得快”自然指的是头脑的反应和语言的表达能力，语言是不是流畅，除了体现大脑细胞的反应能力外，还可以看出是不是有脑血管性疾病对语言中枢产生了影响。

• “拉得快”就是在讲大便的速度，能速战速决，当然不是指腹泻，而是正常排便用的时间短，是不费力的排便。

能达到这“三快”的，显然都是阳气充足、阳气不虚的人。

在这里特别需要说明的是，不能在早上排便，不能算是有病，但是，如果你是每天早上一起来，就要赶快去厕所，迫不及待，而且每次都是腹泻状态，甚至因为要腹泻而被憋醒，这就可能是病态了。这种清晨就发生的腹泻有可能属于中医的肾虚，也就是阳虚的结果，通俗地讲就是身体不暖了。

有几种人可能会有这样的情况：一种是身体虚弱，被慢性疾病消耗过；一种是体质不好，未老先衰；再有一种就是真的老年人，因为肾虚是到了老年才可能出现的身体状况，甚至是人的自然规律，这种因为肾虚导致的清晨腹泻，在中医里被称为“五更泻”。

我在之前的一本书《女人体虚先变丑》中写过，人是从水生进化为陆生的，在这个进化过程中，人体增加了控制水或者说保水的能力，不让体液随便外漏。人老了，体虚了，这种能力就会下降，某种程度也算是人的一种“返祖”，到了这个时候，人就会“漏水”，比如鼻涕、口水多，而且很清稀。清晨腹泻也是一种“漏水”，都属于虚。

体弱、衰老的人肯定是阳气不足的，身体偏寒了，而清晨又是阳气刚刚生发之际，甚至还在萌芽状态，这个时候就更容易因为阳气虚而“漏水”，这种腹泻的治疗就要从温阳的角度着手。药店里有专门针对这种清晨即泻的中成药，叫“四神丸”，里面用的都是温补肾阳的热药。清晨即泻的人，除了吃药，平时肚子一定要保温，甚至可以将姜末填在肚脐里，用艾条对着肚脐灸，每天灸十分钟，帮助肚子回暖以减轻腹泻。

再说回到便秘，除非一些年迈体弱者，他们的便秘多有气虚、阳虚问题，就是肠道没有蠕动能力了，需要用药物辅助。一般来说，只要你不是需要常年卧床的人，便秘总是和生活习惯有关系，基本上跑不出下面五大理由，以它们出现的概率排序依次为：不良的排便习惯、缺乏运动、膳食纤维摄入不足、水喝得少、精神压力大。这五大因素，现在的都市人基本上都具备了。

二 通便=饮水+运动

保持大便通畅，首先需要饮水，缺水是便秘的主因，道理很简单，缺水，大便就干燥，肠道就没有可以润滑的基质。但是，便秘的人很少意识到这一点，他们宁可相信油的润滑，用喝香油的办法治疗便秘，其实，不管什么油，经过胃酸分解后，到了肠道肯定不是你想象的油脂了，更不可能像油那样润滑肠道。除非这个油从直肠进入，才可能起到局部润滑的效果，这就是常用来通便的“开塞露”的原理，但“开塞露”解决的毕竟是局部干燥，所以少有长期便秘者能借此根治的。

这些人可以认真计算一下自己每天喝水的量，正常情况下，一天一个人需要饮用1500~2000毫升的水，而且最好分散在全天的各个时段，因为人体的各种细胞功能必须在水环境下才能运行。而便秘的人很少是赋闲在家的，他们多是忙碌的上班族，很可能开了一上午会，忙得都没顾上喝水，或者上班一天都没觉得口渴，直到回家才想起来，可是已经到了晚上，又不敢多喝，否则夜里起夜就睡不好觉了……长此以往，身体长期处于缺水状态，便秘自然避免不了。很多人晨起喝一杯蜂蜜水，大便能保持通畅，他们觉得是蜂蜜的功劳，其实不然，若是有很好的饮水习惯，即便喝的是白开水，只要足量了，效果也一样。

其次就是运动。便秘的发生和我们生活的改善基本是同步的，特别是坐办公室、在写字楼工作的人，这类人便秘就是因为不运动。如果能坚持每天早上一杯水，之后步行上班，或者至少有一段路程是步行的，也就是能在早上走上半个小时，这可能是改变便秘的捷径。

卧床的患者遇到的第一个问题就是便秘，所以我们探望患者会送香蕉，也是觉得香蕉可以通便（其实，香蕉是没这个功能的）。如果你每天坐在办公桌前不运动，肠道的情况就与卧床差不到哪儿去了。肠道的运动多是被动运动，比如我们通便时一般会用手掌揉腹推腹，就是被动运动。平时我们走路、跑步时，腹肌就在不断地迫使肠道进行被动运动，这就加强了肠道的蠕动，排便就能正常，如果你总是静坐，而且一坐就是很长时间，肠道的蠕动肯定受影响，长此以往，肠道也会变懒，便秘自然就发生了。

中医有个理论，“久坐伤肉”，这个“肉”指的就是肌肉，包括腿部的、腹部的，也包括肠壁的肌肉；所谓“伤”，就是用进废退的意思。而肠道的肌肉也在其中，久坐就会使其丧失功能，这种人有的会便秘，有的相反，是大便不成形，虽然看似对立，但其机制是同一的，都是因为肌肉无力、脾虚。而大便不成形是因为肠道无力对排泄物塑形，所以大便的便质是散的，严重的甚至还有不消化的食物颗粒，这在中医里叫“完谷不化”，通俗地讲就是“整吃整拉”。出现这种情况，就是典型的甚至是严重的脾虚了。和便秘一样，都是肌肉不给力的结果，都需要用健脾的药物，只不过脾虚引起的便秘用的是生白术、肉苁蓉之类，而脾虚引起的大便不成形用的是干姜、茯苓之类。这些药物的归属都是归脾经的，都是补脾的，只不过在补脾这个大背景下，作用的环节不同而已。

三 哪种通便药适合你

通便药很多，根据作用原理分为三类：

容积性泻药 这类药物主要通过改变肠道内pH值、保留水分、增加粪便体积，由此刺激结肠蠕动而保持大便通畅的，通俗地讲，就是使大便的体积膨胀变大，刺激已经有些麻痹的肠道蠕动排便，比较安全，现在市场上卖的乳果糖、低聚糖就是此类。

刺激性泻药 这类药物主要通过对肠黏膜的刺激使肠蠕动增加，并阻止肠液吸收，起到通便作用，比如果导片、番泻叶、大黄等都是此类。因为是刺激性的，所以只适合临时性通便，如果长期使用，肠道会对这种刺激不断适应，从而产生依赖性，所以这种药会越吃越不管用，因而不得不增加药量。

润滑性泻药 这类药物主要通过润滑肠道、软化粪便使大便容易排出，比如石蜡、甘油等。甘油虽然能润滑，但会增加体内胰岛素含量，有可能干扰糖尿病患者的血糖监测和治疗，所以，这类药物多是局部给药，比如开塞露，这样局部的作用更快，也避免身体的吸收。

其实，任何药物都是不得已而为之。在引起便秘的因素去除之后，便秘问题仍旧不解决的时候，上述药物中可以试试第一种，年龄大的可以试试乳果糖，市面上已经有这样的成药了。而低聚糖类的通便药则类似我们平时吃水果蔬菜产生的效果，主要是增加了纤维素，香蕉、洋葱、大蒜、小麦、西红柿等都含有这种成分，这也是多吃水果、蔬菜能通便的原理。

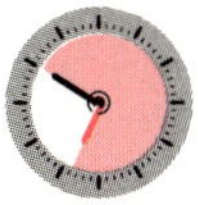

6:50 a.m.
洗漱

洗漱是晨起的必备环节，即便不喝水、不吃早饭，脸呀、身体呀也一定要洗，这是现代人的文明之必需环节。但也出现了一个问题，这也是很多医生看病时遇到的：清洁过度。清洁过度可以导致身体组织局部的环境失衡、菌群失衡，诸如泌尿系统、生殖道的感染。城市人群有很多“洗出来的毛病”，也是对身体正常阳气的折损。具体到生活，洗脸过度及各种以护肤为名义的清洁，很可能会加快皮肤的老化。

一 早上洗脸宜冷水，晚上洗脸宜冷热水交替

早上是阳气刚刚强盛的时候，一定要爱惜，这是中医养生的主旨，所以，清晨的保暖很重要，这也是不推荐清晨洗澡的原因之一。但是，保温不等于不接触寒冷，不等于“密封保存”，因为适度的寒冷是锻炼免疫力的机会，在早上这个时段，用凉水洗脸正好兼顾到这一点。另外，从皮肤的清洁和护理上说，早上适合纯粹的冷水，晚上适合冷热水交替。

很多人一遇到降温就生病。为什么？就是因为温度下降之后，人体的免疫力会本能地下降，这也属于生理反射。如果你的免疫力原本就差，或者说阳气原本就弱，遇到寒冷环境大多是会生病的，最直接的就是感冒，所以，保暖也是防病最基础的手段之一。

是不是就要“恒温保存”了呢？这也是错误的。虽然这样不至于遭受免疫力下降带来的问题，但这种办法太消极了，很难说什么时候遇到寒冷，一旦遇到了，对别人来说习以为常的温度，对这个长期“恒温保存”的人来说，就是极寒的刺激，他的免疫力之前没经历过这样的温度，所以会陡然下降。这也是娇生惯养的孩子更容易生病的原因，因为他们“缺练”，特别是耐寒训练。

虽然遇寒时免疫力会下降是人体本能，但这个本能也是可以重塑的，就是让人体耐受寒冷，使原来视为寒冷的温度逐渐地变得不那么寒冷，再遇到如此温度，免疫力还可以保持在正常水平，长期如此训练，人就可以与寒冷和平相处，甚至“视寒如暖”了。这个寒冷训练可以从点滴开始，早上的凉水洗脸就是办法之一。

早上用凉水洗脸的另一个理由是，凉水洗脸可以一定程度地减少皮肤油脂

的损失。很多人洗脸一定要洗到光滑为止，否则就觉得没洗干净。要达到光滑的目的，就要去油彻底，热水肯定比冷水去油效果好。所以，晚上洗脸时最好能冷热水交替，因为白天风吹日晒了一天，不论是皮肤自然分泌的油脂，还是沉积在脸上的各种尘埃、污垢，以及化妆品中的各种化学物质，都需要彻底清洗，这也是保护皮肤的第一要务。用热水清洗之后再用冷水洗，目的是在清洁之后，再通过冷水的刺激使在热水中松弛的皮肤紧绷，等于人为地对皮肤进行按摩、拉伸，这也是符合皮肤生理的护肤办法。

夜间皮肤接触的污垢很少，也少用化妆品，脸上主要是自然分泌的油脂，这对皮肤本身是一种保护，所以没必要清除得特别彻底，用冷水就已经足够了。如果有存留也不是坏事，因为皮肤会不断地分泌油脂以形成自我防护的一层膜，你洗掉了，皮肤就要再分泌，如果过分追求洗干净，其实就是在不断打破皮肤表面的自我保护和平衡。

二 皮肤可能越洗越厚

不止一个医生在说到现代人的疾病问题时，用到“过度”二字，包括免疫科、泌尿外科，以及皮肤科，过度清洁导致人体对异物的生疏，稍微接触到一点异物，免疫系统就大惊小怪，引起一系列过敏反应。过度清洁会导致泌尿系统、生殖系统的环境被破坏，细菌之间的平衡被打破，由此引起泌尿系统感染、阴道炎等。过度清洁，包括频繁地去角质、去死皮，是伤害皮肤的新方式，而皮肤是可以越洗越厚的，与最初的护肤意愿相背离。

《美国皮肤病学会杂志》发表过一项随机对照研究，他们将17位皮肤光老化（所谓光老化，就是因为日晒，皮肤变黑、变厚、变老）的老人分为三组，分别用25%乙醇酸、乳酸和柠檬酸乳液这三种果酸处理胳膊。对每个人的一只胳膊做处理，另一只作为对照。

经过六个月的皮肤形态观察，研究者发现，用果酸处理的皮肤平均增加了25%的厚度，表皮层和真皮层均有所增加。深入地分析显示，果酸分子小，能够穿透皮肤，而在皮肤的角质层中，钙对于细胞间的连接至关重要，进入皮肤里的果酸与钙的结合能力很强，当果酸夺取了角质细胞中的钙，就打破了细胞间的连接，于是加速了角质细胞的脱落，这也就实现了护肤品中最常见的“去角质”作用，但是，这一作用同样会促进新皮肤细胞的生成，皮肤的厚度就在这种去角质的“催促”中加速增厚了。

这个规律在身体的任何部位都是存在的，无论是使用过度还是消耗过度，都会加快代谢、衰老，比如一个听起来就挺吓人的名字“黑肠病”。这种病名字很直观，会导致肠道变黑，之所以出现如此变化，是因为吃了太多的泻药。

包括大黄在内的刺激性泻药，如果长期服用，就会出现肠子变黑的现象，研究者已经在密切关注变黑的肠子接下来癌变的可能。

之所以变黑，是因为肠壁不断受到腹泻的刺激，增加的排便每次都对肠壁造成多余的磨损。人一天大便一次，服用泻药之后，大便的次数会增加，而且排便的力度也会增加，这些都增加了肠壁的消耗，都是黏膜的人为劳损，变黑就是劳损的结果。过度去角质和这个机制是一样的，只不过肠道是变黑，皮肤是变厚。

老话说，“天生我材必有用”，人进化到现在，身体上的任何一处器官组织能存在，都是有价值和作用的。

皮肤的角质之所以存在，是因为它肩负着保护皮肤不受日光、各种毒素损伤的侵害，以及保护真皮层的任务。更重要的是皮肤的角质保护身体水分不丧失，成人通过皮肤表面而丢失的水分每天为240～480毫升，这就是我多次提到的“无感蒸发”，如果将角质层去掉，水分的丢失将增加10倍以上。

角质层自动脱落或人为脱落之后，表皮层角质细胞会迅速增殖，向已经被去了角质的皮肤表面运送。如果人为地加快它的脱落进程，皮肤就要不断地增加角质，如此就进入了一个加速老化的恶性循环。就像我们的手，如果总是拿铁锹或其他工具，总是摩擦，就会生老茧，这就是角质层。去角质的过程就相当于摩擦，等于促生皮肤产生老茧，变得越来越厚。角质的形成有个周期，一般是一个月左右，如果去角质，也不要短于一个月，这样才不至于人为地催生皮肤的老化。

之所以要去角质，是因为角质增厚后，皮肤看上去没有光泽，很暗沉，这是美容院总和你强调的，好像去角质、嫩肤是改善面色的唯一办法。其实不然，面色的好坏是身体内部状况的表现，身体好的人气色就会好，这种好是不会被那薄薄的一层角质遮挡住的，换句话说，如果身体内部的状况不改变，去掉了角质，面色的改变也是很有限的。

三 你会用淘米水洗脸吗

用淘米水洗脸或洗头是很多美人的家传，据说和她们一样美丽的祖辈就是这样做的，皮肤好得一塌糊涂。如果你信了淘米水有如此效果，就犯了东施效颦的错误，美人的皮肤头发之所以好，因为她们是美人，基因做着保证，这样的基因不管是用淘米水还是洗菜水，都可能洗出惊艳，至于淘米水，绝对没那么神。

淘米水里面的成分最多就是和大米一样，无非是蛋白质、淀粉和少量维生素，以及使你感到有些润滑的表面活性物质，过去人用它洗脸洗澡，就是因为洗后的润滑感。淘米水类似淡肥皂水的效果，通过润滑的效果来去污。至于那点大米上掉下来的营养能吸收多少就另当别论了。因此，用淘米水洗脸的最主要价值，就是借其一点表面活性物质去污，对洗涤用品匮乏的年代，这个作用是珍贵的，而且淘米水比碱性很大的肥皂对皮肤的伤害小，仅此而已。

但是，此淘米水已经非彼淘米水了。现在市场上出售的米，在卖给你之前已经做了精细加工，维生素等已经损失殆尽，唯一能留下的就是米粒上脱落下来的蛋白质和淀粉，这实在没什么特殊的。更重要的是，你知道你淘的米储存了多久、储存的环境如何、有没有农药及防虫剂的残留？如果有，淘米水中就增加了有害物质，为了那点残留的蛋白质和淀粉，为了淘米水不伤皮肤的温和特性，再赔上这些有害物质实在不值得，一个合格的洗面奶完全可以达到这个效果。

其实，过去的人皮肤比现在的人好，这个现象是综合因素使然，其中就包括不太发达的洗涤技术和产品，使得当时人们的皮肤没有像现在这样受到各种以“护肤美容”为名义的新技术的打搅，包括去死皮、换肤、嫩肤等。这些做法看似护肤，但从细胞生理角度看，无非是加快代谢，甚至会以皮肤增厚为结局。

暖女人这样做

洗脸水中加点白醋

洗脸水中稍微加一点白醋可以美容。特别是北方水质较硬的地区，醋可以中和碱。碱是有伤皮肤的，我们做了一天家务，洗洗涮涮之后，皮肤虽然洗干净了，但你会觉得粗糙、纹路很明显，这就是洗涤用品中的碱刺激的结果。如果长期如此，皮肤肯定提前老化。每次做完家务，洗手之后往手上滴几滴醋，三五分钟之后再洗掉，你会觉得皮肤细滑了不少，这就是醋中和了碱的效果。以此类推，用加了几滴白醋的水洗脸也能中和水的碱性，洗脸的过程中刺激性更小。我见过一个年过六十的老太太，皮肤非常好，很白很细，她唯一的习惯就是不管到哪儿去，都用小瓶装点白醋，每次洗脸的时候用上。她的好皮肤不排除白醋的功劳。

四 护肤：你能做的只是防晒

之所以说护肤只需要防晒，是因为除了防晒霜之外，其他护肤品不管多贵，其实大部分达不到你用它们时的心理预期。因为皮肤的这道屏障进化得实在是太完善了，人进化到现在，皮肤最重要的作用就是严格地保护身体不被外界的异物侵袭，皮肤的最大功能是屏障而不是吸收。

我们用的护肤品，70%是水，通过乳化的过程变成了“霜”或“乳”，涂抹到皮肤上之后，你会发现很快就被吸收了，那只是其中的水分透过了角质层。

事实上，人体里的水分无时无刻不是从里向外地蒸发着的，前面我们也提到过，这在医学上叫作“无感蒸发”，这个蒸发过程就要带走水分，很可能你抹的护肤品中的水分也随着这个过程而蒸发了，而非真的被吸收。

如果你理解了这一点，花在护肤品上的钱就可以省很多。不仅如此，皮肤的好坏是要靠体内的营养的。一个身体好的人，皮肤一般不会太差，除非他太不注意了，每天风吹日晒，这种人只要把防晒的功夫做足了，好身体肯定伴随好皮肤。而那些在护肤品上花销很大的人，对皮肤的保养也会更在意，生活相对优裕的人，她们的好皮肤很可能是清洁和防晒加在一起产生的效果。

所以，早上的护肤，最重要的一环其实是防晒，因为皮肤的老化最直接的原因是“光老化”，就是被光照老了。这就和其他器官频繁使用之后都会变老一样，关节的老化是因为走路或跑步太多，食管的老化是因为吃东西狼吞虎咽，吃热的、辣的太多。皮肤的功能之一是屏障和遮盖外物，接受日晒就是皮肤的工作，日晒多了就和关节走路多了，食管被辣的、热的刺激多了一样，都是会老的。

香港玉女明星周慧敏，40岁了皮肤还细嫩如少女，近距离看的时候，皮肤薄得好像透明的一般。她说她的护肤秘诀就是不晒太阳，她甚至说自己从没晒过太阳。包括很多搞美容、需要自己的面容做美容范本的女人，对阳光的防护都严格得出奇，比如从这栋楼出去走到对面的那栋，楼间距也就是50米的距离，她们都是撑伞的，不给阳光一点老化皮肤的机会。

《新英格兰医学杂志》发布过一张照片，是一个66岁老人的脸部特写，左右边脸的对比令人吃惊：右半边脸仍旧是60多岁的样子，左半边脸却非常苍老，皮肤严重松弛下垂，长满菱形皱纹，看起来足有80多岁。原来，这个老人是美国的一名送奶工，近30年的时间里，他每天开着卡车送奶，左边脸靠着车窗，长期日晒，于是衰老得非常快。

阳光中的紫外线，能穿透云层的有UVA、UVB两种，UVA主要破坏皮肤的胶原蛋白和弹性蛋白，使人的皮肤老化、松弛、出现皱纹，UVB的70%会被角质层组织吸收，直接作用在细胞DNA和角化细胞上，导致晒伤和晒黑。通俗来说，UVA会使皮肤老化，UVB会把人晒黑。

值得注意的是，UVA是全年存在的，UVB则在冬天时相对较弱。玻璃、云层只能阻挡和吸收UVB，UVA却畅通无阻。因此，在日照不明显的阴天，甚至在室内，只要你坐在窗户边上，UVA都会使你的皮肤“光老化”，所以说，室内办公也能养出“半脸美人”。

针对这种情况，防晒必须兼顾“避光”和“遮光”。所谓“避光”，就是尽量避免在紫外线强烈的时段直接暴露在太阳底下，一天内，上午10点到下午3点紫外线最强烈。“遮光”就是遮挡暴露在太阳光下的皮肤，可以用包括打伞、戴宽边帽子、涂防晒霜等方法。

暖女人要知道

防晒霜的选择标准

1. 防晒指数高=防晒时效强

目前市面上的防晒霜都有SPF值，主要表明其防紫外线中UVB的时效。值得注意的是，SPF值高只代表防晒时效长，并不意味着防晒能力更佳。一般来说，如果SPF值是15，对黄种人来说这种防晒霜的时效就是15×15分钟，即225分钟。

如果是早上出门，选择SPF值在15～20之间的即可，无须选SPF值更高的，因为SPF值越高越容易使皮肤过敏，还会影响皮肤呼吸肌。如果是长时间户外活动，或者到海滩、室外游泳池游泳，就要选SPF值30以上的。因为汗水和海水会冲掉防晒霜，使其防晒时效缩短，SPF值低的防晒霜不能起到足够的防晒效果。

2. 最好同时具备SPF和PA值

选择防晒霜不应只关注SPF值，因为SPF主要是防UVB的，对UVA效果不大。防UVA的指数是PA值，PA值同样显示的是防晒时效，一般来说一个“+”表示能防晒4小时，两个“+”表示能防晒4～7小时，三个“+”表示能防晒9～12小时。在选择防晒霜时，最好能选同时标出SPF值和PA值的产品。

3. 先涂防晒霜再用护肤品

需要注意的是，防晒霜涂抹后皮肤角质吸收需要一个过程，为此，要在出门前就预先涂抹，最好提前30分钟左右涂抹。很多人上班是需要化妆的，护肤、化妆、防晒，一般人可能是如此顺序，其实这个顺序是不对的，因为防晒是最重要的，也是最有效的。因为需要让皮肤角质充分吸收，所以最好涂抹在第一层，之后再用化妆品，这样才能使防晒真的生效。

五 早上洗澡的时尚适合你吗

有个很时尚的朋友说过，判断一个人是不是时尚的标准，是看他每天是早上起床洗澡还是晚上临睡前洗澡。如果是前者，时尚无疑。

我想了一下，好像还真是这样，早上起床之后洗澡，多是我们在西方电影里见到的情景。不只是洗澡，一边刮着络腮胡子，一边从冰箱里拿出冰牛奶，匆匆喝下去……这种情形不仅和欧美的生活很配，也确实符合他们的体质。因为他们是吃肉长大的，像大卫那样的“肌肉男”雕塑，不仅是他们的审美图腾，多少也是他们的健康偶像。如果用中医的理论来衡量，估计他们要比中国人阳气旺，所以也经得起清晨起床就洗澡这样“伤阳”的生活习惯。但中国人的确不适合，虽然各朝各代的中医典籍中，没有明确说出不要晨起洗澡，但阳气的盛衰早就点明了。

《黄帝内经》有言：“阳气者，一日而主外，平旦人气生，日中而阳气隆，日西而阳气已虚。”所谓“平旦”，就是太阳出现在地平线的时候，粗略地说，就是早上这个时段。这个时候正是人体的阳气初生之时，因为初生所以相对弱，也正是需要引导的时候。早上洗澡，清洁是一个目的，另一个重要目的是醒神，洗澡之后人会清醒，变得振奋，可以很快进入工作甚至拼杀状态，但这并非中医提倡的，因为这种骤然的清醒，对刚刚复苏的阳气是种粗暴的干涉，甚至会使身体变寒凉。

其实，不光是早上洗澡不提倡，中国传统也有“频繁洗澡会伤阳气”的说法。这是有道理的，并不是中国人不爱干净，而是以前的保温条件不好，洗澡之后不可能待在恒温的环境中，多多少少有受凉的问题，而受凉是对“阳气”最大的克伐。我们的先人，或者说之前的中医，是从避免受凉、尽量保暖的角度限制洗澡的。包括“坐月子”，这样的讲究更多、更严，同样是因为怕月子中的女人受凉。

在欧美，女人生孩子之后马上洗澡虽然一直是她们的常态，但肯定是洗热水澡，而且洗澡之后要彻底擦干，否则会导致受凉。

洗澡是最好的降温方式，这一点通过一个例子就可以体会到：

孩子感冒发热的时候，家长第一个反应是赶快把孩子包得严严实实的去医院。这里有个错误，就是包得严严实实的，因为这么一包，体温就更高了，而孩子发热一般不会有大事，如果有大事，也不是引起发热的疾病，而是发热本身，或者是错误对付发热的办法，总之多是把体温“包”高了，孩子因此高热惊厥，就是抽风了，而这才是孩子发热时家长最先要避免的。

除了不要里三层外三层地包着盖着，更加有效的降温办法就是洗澡，用比孩子体温低一度的水泡澡。比如，孩子发热39摄氏度，就用38摄氏度的水泡澡，很快体温就降下来了，因为皮肤是全身最大的散热器官，这之后再去医院也不晚。不会因为你给孩子洗了澡、孩子体温降了，引起孩子发热的原因就找不到了，这个担心没必要。

从这个洗澡退热的办法中可以清楚地看出洗澡降温的力量，但是，如果不是发热的时候，每天来一场如此的降温，而且是在早上阳气初生的时候，无异于折损阳气。因为人体的各个器官，每时每刻拼命不间断地工作的第一个目的，就是产生能量，保证正常的体温。活人与死人的区别，不是结构上的，而是是否还有热量。如果不断地因为外界原因把体温降低，身体产生的负担就要加大，身体各个部分的功能就要因此加班加点，而这，则是伤阳气的更深层含义，因为中医说的“阳气”类似于身体各个系统器官功能的组合，保暖也就是节约阳气。

六 脖子后面有三个受风的要穴

后颈部就是俗称的“后脖颈子”，颈部之所以关键，是因为有三个最容易受风的要穴，都以风命名，分别是风池、风门、风府。

这三个穴位分别位于脑后的枕骨下（风池），后发际正中往上一横指（风府），第二、三胸椎之间的两侧（风门）。这三个穴位之所以以“风”命名，是因为身体受风、受寒，多是从这三个穴位开始。中医对它们的论述是：风池“其性轻扬，头顶之上，唯风可到”。风门：“风出入之门。”风府：“风气循府而上，则为脑风。”

中国人向来有“避风如避箭”之说，为什么？因为在古代箭是最具杀伤力的，一般都伤在你没提防的时候，击中你没保护的地方，是暗箭。后背、后颈部是最容易被暗箭命中的地方，受风受凉与此一样，多是发生在不知不觉的时候，在衣服、被子没盖住的地方。

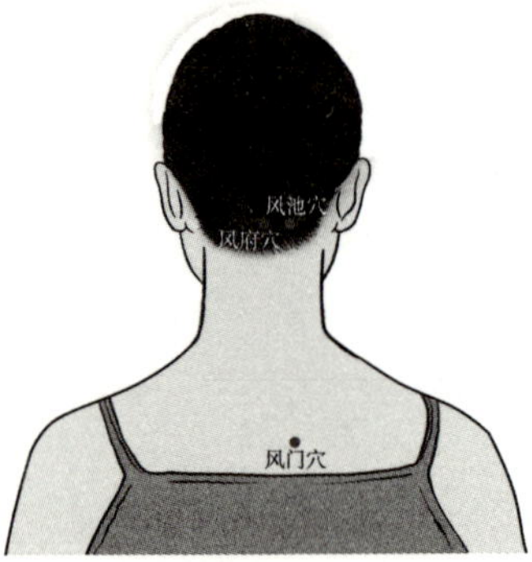

身体受风、受寒，
多是从这三个穴位开始的

如果你洗头之后没擦干，特别是脖子那里还湿着就睡觉了或者就出门了，很容易因此落下毛病，很多人的头疼就是由此产生的，早上洗澡多是急匆匆的，很难保证这些穴位不因为湿而受凉。怎么知道你的头疼是不是因为露了不该露的地方？很简单，疼的时候，用电吹风调到高一点的挡位，对着这三个穴位吹，如果觉得疼痛马上减轻了，很可能就是这三个叫“风×”的穴位受了凉。

所以，要注重颈部保暖，比如冬天出门，帽子可以没有，但围巾必须戴，特别是早上。因为头为“诸阳之会”，意思是身体的所有阳经都汇总在头部，阳经的性质是热的，比如手心，很容易就搓热了，至少比手背容易搓热，为什么？因为手心是心包经的起始穴位，心包经就是阳经，本身蕴藏着火力，自然一搓就热。

头既然是“诸阳之会”，也就是全身最不怕冷的地方，到了夏天，就要经常理发来去火，特别是火力壮的男孩子，也是为了把该露的露出来，帮助头部散热。这一点，现代医学也已经证实，别看大脑的重量只有体重的1%，但它消耗的热量是全身热量的10%。既然有这么多热量供着，保温就显得不那么重要了。

但脖子就不一样了，特别是脖子后面，那里一点肌肉也没有的人，天生就容易得颈椎病，因为颈椎缺乏肌肉脂肪的保护，是在“孤军奋战”。怎么判断自己的脖子后面有没有肌肉呢？很简单，一低下头，脖子后面那个最高的颈椎马上就突出来，而且突出得特别明显的，就说明你的脖子后面没有肌肉。

每节颈椎之间是有肌肉相连的，肌肉不发达，恨不得没肌肉、脖子细长、皮包骨的时候，这个第七颈椎特别容易显现出来。这种人一般是女的，美女也说不定，因为无论是模特还是明星，都讲究脸小脖子细，这样才会姿态优美。但是，这个优美的代价就是颈椎没有肌肉，这就更是薄弱环节。同样一个打击或一个错误姿势，打拳击的泰森就没事，但是换了长脖子美女就悬了。这种人，别说是冬天，就是夏天，在空调房里，如果总是穿低胸低领的衣服，没有适当保暖，等于把关键部位袒露给“暗箭”，肯定不是头疼就是颈椎病频繁地犯。

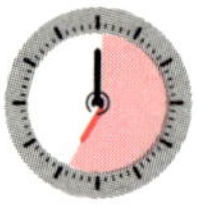

7:00 a.m.
早餐

中国的老话是："早吃饱，午吃好，晚吃少。"

现代营养学的观念是："早餐吃得像皇帝，午餐吃得像平民，晚餐吃得像乞丐。"

无论中西医，都强调早餐的重要性。对中国人来说，一碗热粥或热面汤，这样温暖的早餐更是必不可少的，那是一张锦绣的基础，其他的，诸如鸡蛋、肉类、水果、蔬菜等，都是这张锦绣上的花。

一 早餐中少主食，你的大脑就要饿一上午

中国早就有早餐吃饱的讲究，因为上午是人的工作生活密度最高的时段，早餐要为此提供热量，所谓吃饱，其实就是吃够热量的通俗说法。这个“吃饱”后来被营养学家细化了，强调早餐要有碳水化合物、蛋白质、维生素等，具体来讲就是有粮食、有鸡蛋牛奶、有蔬菜水果，这里哪个最重要？

如果是过去，人们肯定主要是吃馒头、粥、大饼、油条之类的，现在讲究了，变成了喝牛奶、吃鸡蛋。事实上，不管生活好到什么份儿上，馒头和粥都是早餐最重要的一部分。特别是中国人，因为粮食的吸收是最节能、最迅速的，属于身体的“清洁能源”，特别是大脑的功能，非粮食不能提供。

人一旦生病，或者因为各种原因不能正常饮食，就需要输液，这个时候，葡萄糖肯定是最先输进去的，因为葡萄糖能快速给身体供能。

人没有能量保证就要死亡，所以能量是最基础的生命保证，特别是大脑，一刻也不能缺少能量，否则脑细胞就会因为缺氧而受伤甚至死亡，而这又是不能修复的。

葡萄糖是小分子物质，在血液循环中容易通过“血脑屏障”进入脑组织，而且在氧气充足的条件下，也就是人可以正常呼吸的情况下，葡萄糖转化为能量时的代谢产物，只是水和二氧化碳。水是身体必需的，二氧化碳可以随时呼到体外，两种都是无害的，所以对大脑来说，葡萄糖是一种能迅速提供能量而且没有有害残留的“清洁能源”，而葡萄糖的主要来源就是我们平时吃的主食和糖，我们统称为碳水化合物。

除了葡萄糖，身体必需的另外两种营养物质分别是蛋白质和脂肪，它们来

自鱼肉蛋奶和各种油脂，但是，它们不仅分子大，不易进入脑组织，而且它们被吸收之后，要先转化成葡萄糖，之后再给身体供能。这就多出一个环节，垃圾产生的就要多。对于大脑这种精密器官来说，保持各部位的洁净是至关重要的，它也是以这个标准来挑选给自己供能的食物来源的。

因此，在长期的生物进化过程中，葡萄糖就成了大脑能量的唯一来源，中国人将粮食设定为主食的习惯正符合身体的这个规律。

所以，一个需要用脑的人，无论成人还是孩子，早餐是不能缺少主食的。相比来说，一碗稀饭和一个鸡蛋，比一杯牛奶和一个鸡蛋更利于大脑的能量供应，身体为消化前者所耗的能量比后者要低，特别是中国人的消化能力不及欧美人。《中国居民膳食指南》要求，一人一天需要吃够250～400克粮食（最好由谷薯类、杂豆类组成），就是这个道理。

从能量代谢的角度讲，食物吃进去之后产生能量，但食物吸收的过程本身也是需要能量的。和糖、淀粉比起来，蛋白质吸收时的耗能要多很多，占蛋白质提供能量的30%。也就是说，如果你只是从牛奶、鸡蛋中获取能量，其中的三分之一是不可能落在身体里的，在消化过程中就被用掉了，之所以我们感觉肉类等动物性食物不好消化，就是消化吸收的时候成本高。经过一夜的消化，早餐时间身体的各个器官都已经嗷嗷待哺，这个时候进食淀粉、糖类，显然是最速效的。

很多人说，身体里那么多脂肪，人那么胖，就算饿一顿，就算这顿没吃粮食，难不成脂肪就不能转化为能量了？可以，当葡萄糖吃得不够的时候，才轮到脂肪、蛋白质转化为能量给身体供能，这属于没有办法的办法。因为这个获取能量的过程成本是很高的，就像冬天买不到燃料时，为了取暖，不得不把自己家里的红木家具烧了一样。

就算你家里有钱，烧得起红木家具，红木家具虽然耐烧，可远比普通柴草点燃的时间要长，这就意味着在它没被点燃的时间里，你的身体，特别是大脑始终要处于饥饿之中，这势必影响身体和大脑的功能。

所以，也许你的早餐吃得很好，价格不菲，鸡蛋、牛奶、培根、豆浆的什么都有，并因此少吃了粮食，虽然过了馋瘾，但是，接下来的一个上午，你的大脑是在饥饿中度过的，等于饿了一上午。

二 你的早餐里一定要有水果蔬菜吗

暖女人要知道

营养专家提供的健康早餐

全麦牛奶果仁沙拉套餐

• 橄榄油烤全麦馒头片或烤全麦面包片

• 蔬菜果仁沙拉（生菜碎、紫甘蓝碎，加一茶匙核桃仁、松子、杏仁等混合果仁碎）

• 豆浆或牛奶一杯

中式豆浆菜包套餐

• 头一天买好或做好的蔬菜馅包子

• 自制豆浆一碗

• 煮鸡蛋一个

• 核桃仁三个

• 樱桃、番茄若干

鸡蛋青菜汤面套餐

• 鸡汤、肉汤或葱姜炝锅加水，煮挂面一小把，打入一个荷包蛋，加三颗小油菜或其他绿叶菜

• 馒头半个

营养专家提供的健康早餐

- 一碟五香花生芹菜丁

八宝粥套餐

- 头天煮好装保鲜盒放冰箱里的八宝粥取出热一下
- 嫩煎荷包蛋一个
- 提前制作好的雪菜香菇黄豆一碟

以上四种早餐样板都是主食副食搭配，碳水化合物、蛋白质兼顾的，不仅避免了只吃蛋白质让大脑挨饿的问题，还可以使食物在胃肠的排空时间延长，通俗地讲，不至于很快就饿了，这是蛋白质足够的另一个好处。

但是，如果从吃了之后的感受看，估计第三、第四种更受中国人欢迎，原因是这些早餐是热的，吃了之后胃里暖暖的。而前面两种，虽然营养上合乎健康，但生的蔬菜水果不是每个中国人都能接受的，因为中国人的胃普遍怕凉。

特别是早上，能一起床就吃水果蔬菜的人很少，从中医角度说，此时的阳气还在生发阶段，整个“机器”还没彻底运转起来，这个时候，身体的能量供应是紧缺的。此时再吃凉的食物，先是感觉难受，再就是消化不了。这并不奇怪，因为消化食物需要各种酶，这些酶的生物活性必须在36摄氏度左右才能发挥作用。如果食物过凉，低于这个温度，生物酶的作用就不启动，先要经过身体焐热到和体温相当时，消化才能开始。

清晨的体温是一天中最低的，这个时候再把凉的生蔬果吃进去，焐热就需要时间。更重要的是，在这个过程中，身体必须加班工作，如果每天都如此，器官功能就会在不断的加班中劳损，这就容易造成中医说的“阳气虚”。简单地讲，中医的“气”，指的是器官组织的功能，气虚就是这些功能不足或下降。

吃凉东西，特别是在阳气不足的早上吃凉的，是会导致气虚的。

早餐吃水果蔬菜是西方营养学的观点，但这个营养学是在西方人体质上形成的。西方人的体质与我们不同，西方人是“食肉动物”，我们是“食草动物”。饮食结构决定了中国人的体质火力不如西方人。所以，你可以在冬天看到穿短袖T恤的外国人，中国人则很少见。

所以，早餐是不是加水果蔬菜，可以根据个人体质和感受决定。如果吃了觉得难受，胃里更凉了，那就别勉强，因为就算你忍痛咽下去，你希望的营养也不可能吸收，反而会成为身体的负累，早餐没吃的水果蔬菜，之后的两餐补齐就可以了。

根据统计，在各种营养素中，中国人维生素C的摄取量一直是不低的，也就是说，虽然很多中国人没养成早餐吃蔬菜水果的习惯，但我们的蔬菜水果的摄取量其实是够的。

三 中医为什么特别讲究“忌生冷”

只要是去看中医，“忌生冷”是每每要被医生嘱咐的，不论患者得了什么病，即便是“上火”了也一样，中医可以针对“上火”开去火药，但从来没有建议多喝冰水、吃冷食去火的。“忌生冷”，就是不要吃生的、温度低的食物，而历代长寿者也多是遵循这一铁律。明代的中医经典《景岳全书》中写过：“柳公度者，善于摄生。或问其致寿之术。则曰：我无他也，但不以气海熟生物、暖冷物，亦不以元气佐喜怒耳。此得善养脾胃之道，所以便能致寿。”

柳公度是唐代人，与大书法家柳公权是堂兄弟。《旧唐书》中描述说：“公度善摄生，年八十余，步履轻便。或祈其术。曰：吾初无术，但未尝以元气佐喜怒，气海常温耳……”都是强调通过保温保暖来节约元气。

所谓元气，指的是人体维持组织、器官生理功能的能量和能力，和我们说的阳气是一个意思。只要人活着，大到跑步、游泳，小到站立、眨眼、喘气，都是要消耗能量的，包括吃饭、消化食物，也必须有热量支持。也就是说，中医的阳气维护是需要热量做基础的。

蛋白质、碳水化合物和脂肪这三大类食物都是以大分子形式存在的，吃进去之后，人体不可能直接吸收利用，必须分解成小分子，才能消化吸收，这个消化过程是要消耗热量的。

比如吃一个鸡蛋，要先用牙齿咬碎，之后进入消化道，再由消化系统的各种酶将这些细小的食物颗粒分解成更小的分子，比如将淀粉分解成单糖、将三酰甘油分解成甘油一酯和脂肪酸、将蛋白质分解成氨基酸等，然后才能被吸收。这些过程消耗的热量，被称为“食物热效应”，我们吃完饭后，都会有发热的感觉，这就是食物热效应的外在表现。

不同的食物，食物热效应不同。蛋白质的食物热效应最大，相当于其本身能量的30%，碳水化合物的为5%～6%，脂肪的最低，是4%～5%。我们一般吃的都是混合性食物，食物热效应大约占食物所含能量的10%，也就是说，每吃2000千卡能量的食物，大约需要消耗200千卡能量来消化食物，留给身体的只有1800千卡。

如果这个食物还是冷的，甚至是冰冻过的，消化它而消耗的热量就会更多，因为负责消化食物的生物酶要在体温这个温度时才开始工作。如果你吃进去的食物低于这个温度，身体先要消耗能量把食物焐热，至少要达到36摄氏度左右。消化这种食物所消耗的热量，就要在原本的食物热效应的基础上再加量了，无论这个热量用来做什么，只要是需要，身体的各个器官组织就要工作，能量需要得越多，身体就越辛苦、越累。

研究发现，冬泳的女人很少有得乳腺癌的，因为她们在严寒状态下，为了维持体温而消耗的热量很大。热量过剩这个导致乳腺癌的因素在她们身上不存在了，但也说明一个问题，在寒冷状态下，人的能耗是增加的。

冬泳虽然让能耗增加，但身体器官组织的能力在锻炼的同时也会随之提升，这个耗能的过程是积极的。但吃生冷食物却不是，它是身体被动的消耗，产生的效果也是负面的。用中医理论说，就是伤脾胃、伤元气。柳公度能健康长寿，和他避免了这一环节对身体的消耗有直接关系。

生物学家观察过原始森林里的蟒蛇，他们发现，蟒蛇在吃完一头小鹿之后会安静地趴在原地，失去了攻击性。但是，同样是一头小鹿，如果煮熟了再给蟒蛇吃，蟒蛇吃完之后，攻击性丝毫不受影响。很显然，食生肉的能耗远大于食熟肉，连蟒蛇这么强健的低等动物都会被一顿生肉耗累了，更何况人呢？

另一个数据可能更有说服力：考古研究者发现，人类的脑容量，在一个时间点上发生了突飞猛进的变化，就是人类学会用火的时候。人类不再茹毛饮血地吃生冷食物了，身体才有了余力，或者说有了足够的热量推进大脑的进化。

无论是生蚝、刺身，还是冰激凌、从冰箱里直接拿出来的牛奶等，这些西化的食物都是中医讲的“忌生冷”中的大忌。一方面它们是高蛋白食物，另一方面它们温度低，消化它们就是给身体增加负累，是最伤脾气、最伤元气的。中国人的很多疾病是随着这些西化食物和饮食方式的进入而出现的，原因也在这里。中国人是食草民族，身体的能量和能力都比不了欧美人，所谓忌生冷，是中医重视阳气、为了保护阳气而总结出的铁律。

8:00 a.m.
着装

无论是中医治病还是中医养生，保护阳气是铁律，这一点会通过药物及非药物治疗体现出来，具体到衣食住行，也会以此为主旨。具体到穿衣，正好和时髦的“不穿秋裤”相对立，中医养生最讲究的是保暖。

其实，人的健康就是和欲望作对的结果，好吃的食物、舒服的生活经常是有损健康的，暴露身体、展现美丽的衣装经常是伤身的。

一 穿衣铁律："春捂秋冻"+"上薄下厚"

中国民间有"春捂秋冻"的说法，正好和人们初春时想急切地脱掉累赘的冬装、立秋后不愿意穿秋裤相对立。初春和立秋正是疾病多发期，如果再赶上乍暖还寒的倒春寒、秋天提前到来的寒流，小则感冒发热，大则心脑血管疾病，都会在此时发生，所以才有了"春捂秋冻"这个经验之谈。

之所以要"春捂"，是因为冬季穿了几个月的棉衣，身体中产生热量与散发热量的调节，和冬季的气温已经形成了一种相对平衡的状态。季节交替时，天气变化无常，这个时候如果过早减衣，一旦气温发生变化，就会难以适应，身体的抵抗力也会随之下降，导致病菌乘虚侵入体内。感冒是最先出现的，心肌炎、肾炎、鼻窦炎等也会随之发生。

从中医角度讲，春天天气转暖，毛孔就要张开了，这在中医来讲属于卫外之气的一部分。和冬天相比，这个时候皮肤开合不像冬天那样紧，这样也便于阳气的生发。之所以不要急着减衣，是要通过捂，给皮肤一个温暖的提示，催促它和外界温度"同呼吸"。

至于秋冻，道理与此类似，也是通过适度的寒冷刺激，赶在冬天到来之前提示身体：降温了，要尽快关闭毛孔，建立起抵御严寒的"屏风"，也就是提高免疫力。所以，"春捂秋冻"可以看成通过穿衣这个生活的细节，帮助身体在季节交换、温度变化时主动地适应自然，看似穿衣之术，实则养生之道。

那么，要捂到什么时候才可以呢？研究表明，多数老年人或体弱多病者，尤其需要"春捂"。一般来说，气温到15摄氏度，可以视为捂与不捂的临界温度，也就是说，当气温持续在15摄氏度以上并持续一周左右，就可以不捂了。

如果是老年人，则需要捂的时间再长些，并要随时加减衣服。

在这个大原则下，还有些局部问题要处理：一个是头不要捂，脖子要捂，另一个则是要“上薄下厚”。

头部虽然只占身体重量的10%，但它的散热占全身散热的40%，这也是为什么过去有“贵人不顶重发”的说法。因为过长、过厚的头发，会影响头部的正常散热，甚至会因此“上火”。虽然这更多是种身体的感觉，但至少说明，头部是不怕冷的。因为在中医里面，头为“诸阳之汇”，身体的阳经都要汇集到头部，头部是阳气聚集之处，因此不怕冷，所以不用戴过厚的帽子，否则很容易捂出一头大汗。

但是脖子不一样，前面我说过，脖子后面有三个受风的要穴，身体感受到的风寒很多都是从这些部位进入的。急性的可以引起感冒发热，慢性的则会导致颈椎病。即便是夏天，如果久处空调房间，同时颈部后面正对着空调，引起的问题不仅仅是颈椎病，很多人会产生神经性头疼、后背疼、肩膀疼，而且经久不愈，这也多是颈部受凉引起的。受凉后，颈部的肌肉痉挛，与之相关的部位就会被牵扯而疼痛。所以，冬天，围巾比帽子重要。即便是夏天，在室内也要准备一个披肩类的东西，就是为了保护颈部不受空调的危害，起到局部保暖的效果。

至于“上薄下厚”，是针对和心脏距离远的下肢而言的。

下肢与心脏距离远，这里的血液供应就不及上身，特别是这个人如果不喜欢运动，心脏的功能从来没被充分开发，他的下肢肯定经常是冷的，他也会告诉你，“腰以下常年不温”“双脚一个冬天都没暖和过”。这种人，单靠“下厚”都未必管用，还要针对下肢发冷的问题治疗。对于这种症状的治疗，一般都用补肾阳的药物，比如金匮肾气丸、附子理中丸。

这些药物都用到了附子，附子是中药里的温阳药之首，用于治疗阳气虚损严重。因为阳虚整个身体热量不足，特别怕冷的人，用它给身体加热。附子的提取物还用在心脏功能衰竭时给虚弱的心脏助力，对于这种下肢不温的人，也可通过附子来增加心脏功能，加强对下肢这种远端组织的供血。

这些药物的性质都很热，如果不是阳气不足的人，或者是阳虚程度不严重的人，吃了就会上火。但对一个冬天都暖和不过来的人来说，必须用这种别人吃了会流鼻血、长口疮、大便干的药物，才能使他们暖和过来。阳气如此虚弱的人，在穿衣的时候怎么能再不保温呢?

翻遍中医古籍，“温”这个词会时常出现，而中医的养生体现的也是一个“温”字。具体到穿衣，就是保温，因为只有保温，身体才能节约下来那些用于御寒、在寒冷环境中保持体温的能量，各个器官才能减少劳作，不至于被耗竭。因此，保温是中医对身体最节能的保养方式，保温就是保护阳气。

二 腹部保暖是女人的穿衣底线

过去，天气热又没空调的时候，中国的小孩子就算不穿衣服、图凉快，大人也要用“肚兜儿”把孩子的肚子保护起来。中国人向来重视腹部保暖，因为腹部是全身最容易被寒邪击中的部位。

我们的腹部比背部要柔软、薄弱得多。中医讲，“腹部为阴，背部为阳”，但在属于阴的腹部中，肚子，也就是现在“露脐装”强调要露出的那块地方，又是“阴中之阴”，也就是全身最怕受凉、最需要保暖的地方。

不管这人多胖，肚子那里一定是全身温度最低的，手摸上去总是凉凉的，因为人必须通过脂肪的隔离避免腹腔过多散热。内脏要想工作、消化食物，再使营养吸收进入血液，必须有热量维持，而且必须保持到一定温度，一旦温度低于36摄氏度，那些能消化食物的生物酶就“罢工”了，所以，身体非常清楚：再冷不能冷肚子！脂肪长在那里，就是给非露不可的主人准备的。

过去经济不发达，没有冰箱、冰柜的时候，夏天卖冰棍儿的车上，都盖个厚棉被，冰棍儿躲在厚棉被里就不会化了。肚子上的脂肪就类似棉被的效果，里面越寒，棉被越得厚。但凡是肚子上脂肪厚的人，没几个是身体特壮实的，他们虚胖的多，火力不足的多，否则也就不必要积攒那么厚的脂肪了。中国人穿衣不能露肚子的规矩，原理就在这里。

中医有个经验之谈：“瘦人多阴虚，胖人多阳虚。”这里说的胖子就是那种白胖白胖的、肌肉松弛、脂肪多的体形，这个体形是典型的阳虚体形，过多的脂肪是阳虚者为了御寒、为了减少已经不多的热量丧失而积聚起来的。阴虚的人之所以瘦，因为阴虚是火多了、水少了，这种情况下，热量相对过剩，即便是亢奋的虚热，身体也会本能地将它散出去。而瘦体形的人体表面积大，便于散热，和阳虚的人胖一样，阴虚的人瘦，也是身体自我协调的结果。

女性更应该注重腹部的保护，因为腹部后面就是盆腔。盆腔的血管很多，管壁很细，原本血液到这里就要减速，如果再受凉，血有“遇寒则凝”的特点，盆腔瘀血就可能形成。这种常规检查发现不了的病症，也称“盆腔瘀血综合征”，是很多女性站久了就腰酸肚子坠、痛经、疲劳的主因。血液运行不畅，盆腔中的器官因为供血不足而影响到了功能。

三 "丹七片"能去除黑眼圈

很多人有久治不愈的黑眼圈，用尽了各种外用药物、护肤品涂抹也去不掉。因为黑眼圈本身不是皮肤问题，自然不是在眼周皮肤上做文章就能解决的，必须改善全身的血液状况，特别是盆腔的。

眼圈之所以黑，是因为那里的皮肤薄，能把眼周的血瘀状况透出来，而那里血瘀代表了周身状况，有管中窥豹的效果。眼周有血瘀，盆腔的情况也好不到哪里去，只不过眼周的血能从黑眼圈看出来罢了。从这个角度说，黑眼圈一般是"露脐装"的"连锁反应"，很多时候就是冻出来的。

明白了这个道理，想要改善或治愈黑眼圈，首先要做的是腹部保暖。先把"露脐装"换下来，及时穿上秋裤，盆腔保暖了，才能使原本流速就慢的盆腔血流不会更慢。在此基础上，通过药物的温阳和化瘀，保护或恢复阳气，改善全身的微循环，直到去除黑眼圈。

具体的办法有两个，一个是将两个手掌掌心对搓，很快就能感到热了，因为掌心是心包经的井穴"劳宫穴"，心包经是阳性的经脉，本身性质是热的，它的井穴也是热性的。将已经温热了的掌心分别贴在双眼上，就等于给因为寒冷或疲劳导致的黑眼圈补充能量。这也是很多针灸医生推荐给患者预防和治疗近视眼的好办法，近视多是因为疲劳，黑眼圈多是因为寒，都需要温补。如此搓热了贴，凉了再搓再贴，来回五六次，一天可以做上三四回，眼睛的情况就会明显改观。

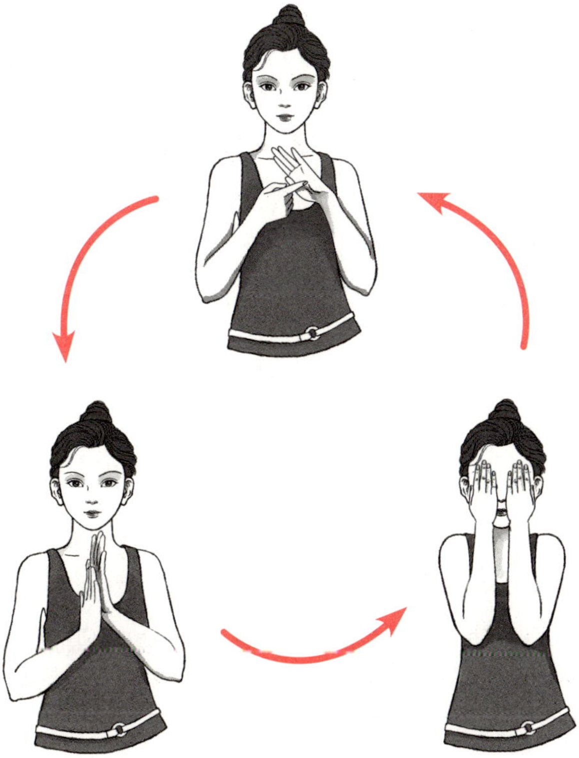

将温热的掌心贴在双眼上，给眼睛补充能量

另一个办法是用些活血化瘀的药物，我推荐的是丹七片。这是个很老的中成药，里面的成分是丹参和三七。

对丹参这个药，中医的评价很高："一味丹参，功同四物。"意思是，丹参这一味药的功效和"四物汤"相同。"四物汤"是中医妇科的经典方子，可以养血活血，很多妇科问题都是以这个方子为基础来治疗的。因为女性血虚和血瘀是最常见的问题，黑眼圈也是如此，因为血瘀，血液流不过去，就造成了血虚。这类人不仅有黑眼圈，皮肤也不会好，要么发黑，要么发黄，因为血液供应不良，她们就需要活血养血，恰当地说是通过活血而养血，使血不虚，丹参就有这个作用。

还有三七,三七也是活血药，但与其他活血药不同的是，三七还有补的力量，可以增加心脏肌肉的动力，而且三七的性质是温的，除了活血，还有暖身效果。

时尚女性很少有几个心脏功能特别好的，虽然她们没有心脏病，但总是手脚冰凉。因为缺乏锻炼，导致她们心脏的肌肉没力气，血液推不到手脚这些末梢了，如果再遇到血液循环因为受凉而堵塞，她们的心脏就更辛苦，更推不动血流了。这个时候用三七,一来活血，二来给她们的心脏助力。

丹七片最常用在心脑血管疾病的治疗和预防上，这种因为腹部受凉导致的黑眼圈及血瘀问题，可以吃治疗量的三分之一，因为是体质的扭转，所以需要细水长流地坚持。

除了丹七片，还有一味老药：少腹逐瘀丸。它含有温热的干姜、肉桂、茴香，方子本身就是通过温暖血液驱除瘀血的，在吃这些药去瘀的同时，要特别注意保温，不能一边去着旧瘀，一边再生新瘀。

因为性质偏热，吃这些药的时候可能会有上火的现象，比如长口疮、口干，甚至流鼻血，这个时候可以稍微配合一点去火药。即便如此，也不要轻易吃去火药，最多用黄连1～2克泡水送服这个药，就把药物的热性牵制住了。而且不要因为上火就停药，毕竟瘀血是主要矛盾，要打持久战。

8:30 a.m.
上班、买菜

说到锻炼，人们都知道锻炼有益健康，但能做到的并不多，理由都是类似的：没时间。确实，忙是所有人的常态，这个时候就要会计划、会计算成本。在竞争这么激烈、节奏这么快的生活中，能“贼不跑空”地一举两得是最划算的。具体到锻炼，就是将上下班、买菜逛街的时间用来锻炼，一来不用单独拿出时间，二来也容易养成习惯。

一 上班途中：昂首+阔步+扩胸

洗漱完毕，走出家门，如果是个晴朗的天气，大家的第一个反应应该是深深地吸一口气。这个时候会感到通体的畅快，因为氧气会快速地从肺泡弥散到血液，给全身补足了能源。如果能迎着太阳昂首阔步地走上半个小时，走的时间再做做伸展扩胸运动，很多现代病就会减少发生的机会，因为这是在“振奋胸阳”。现代女性的多发病，都与胸阳不足、胸阳不振有关系，而振奋胸阳就是在暖身。

经典歌剧唱段《冰凉的小手》，描述的是个瘦弱的淑女，手脚冰凉，并因此惹人怜惜。这种人不管冬夏、周围环境是冷是热都如此，在当下，以白领、室内工作者、消瘦或减肥成功者居多。她们绝对不可能是喜欢运动的人，她们的瘦一般也是饿出来的，手脚冰凉，就是不运动、心脏肌力不足、毛细血管没有开放的结果。

人体的毛细血管非常丰富，但正常情况下多数都不开放，甚至只开放50%就不错了，只有在运动、激动时，心跳加快了，血管的开放才增多。这个时候人会脸红、浑身发热，都是血管开放的结果，同时，手脚也会变得温热，用中医理论说，这个时候阳气是充盛的，人是有活力的。

如果这个人总是不运动，心脏长期在平静的甚至在消极状态下维持低水平的功能，毛细血管开放的就更少，像手脚这种远离心脏或心脏供血吃力的部位的血液循环就会变差。程度轻的，那里的温度就低，比如手脚冰凉，甚至因此生冻疮；程度重的，就会有阴邪集聚，因为她们阳气虚，而阴邪是很多疾病的开始。

之所以说要“昂首阔步”，“昂首”就是抬头，它矫正的是人们最常见、也最容易引起颈椎病的低头姿势；“阔步”就是迈大步，这个时候肌肉的拉伸运动幅度增加，肌肉更能得到充分的锻炼，有力量的肌肉也会反过来使心脏受益，而心脏的强弱是中医阳气强盛与否的一个标准。

之所以强调“扩胸”，是因为我们的心肺都在胸腔中，心和肺的属性是阳性的，是身体阳气的根源。无论是像过去那样待在闺房里，还是像现在这样伏案，都是含着胸的，很容易压抑胸阳，用西医的解释就是心脏泵血无力，受累最明显的就是手脚这样的远端和乳房。

因为，乳房相当于身体的“高地”，血液要运行到乳房上，需要比其他器官更多的动力推动。如果一个人总是手脚冰凉，她的心脏泵血功能肯定是不足的，乳房的气血也会运行不畅，而癌症的积聚是阴邪所致，就像背阴处的积雪总是融化不了，久而久之就成了癌。这也是随着生活安逸程度的提高、劳作的减少，甚至日晒的减少，越来越多的乳腺疾病出现，甚至乳腺癌高发的原因。

包括乳腺癌在内，癌症在中医眼中就是阴邪，而癌症患者也多是怕冷的，甚至在她们患癌之前，就有手脚冰凉、怕冷的毛病，这种人未必全是乳腺癌，但是很多人会有乳腺增生之类的疾病。

除此之外，她们可能年纪轻轻的就有心脏病，稍微运动就胸口疼，甚至会经常晕倒，最后发现是低血压。这都是心脏肌肉无力、胸阳不振的结果。她们的低血压和胸口疼是一个机制，都是因为心脏无力、血液不能充盈血管，稍微运动就出现了冠心病患者才有的心肌缺血问题。她们的心肌缺血不是因为吃得太油、人太胖、血管被堵了，她们的血管是通畅的，但是血充不满血管。这种情况也会出现在大脑血管中，因此，到了下午就犯困，不仅体力不支，智力也不支，因为脑供血不足了……这些其实都是胸阳不振的结果。

有一年的癌症宣传周宣传活动现场，到场的有北京肿瘤医院的院长徐光伟。他是搞了一辈子肿瘤的西医专家，他对台下听众提出了一个最重要的预防乳腺癌的办法，就是迎着太阳扩胸、暖身，借助太阳的阳气驱散阴霾，借助扩胸的机会振奋胸阳。这个办法，如果能在每天上班的途中，持之以恒，很可能就能改变乳腺癌的易患体质。

二 久戴胸罩致癌吗

每天戴胸罩超过12小时的妇女，患乳腺癌的风险比从不戴胸罩的妇女高21倍，而晚上睡觉不摘下胸罩的做法，更会让乳腺癌风险提高100多倍……这是互联网上出现的一则报道，该报道解释说：因为胸罩压迫会影响乳房淋巴液的正常流通，久而久之就会使乳腺细胞癌变。

对如今的成年妇女来说，每日佩戴胸罩超过12小时是常事，如果这会让患乳腺癌风险如此显著增加，那么显然妇女应该考虑放弃佩戴胸罩。

在2010年2月16日，《纽约时报》科学版的问答栏目，发表了美国癌症协会的一封回复，明确表示戴胸罩与乳腺癌毫无关系，因为一些切断乳房淋巴液流通的手术，并没有发现会增加乳腺癌的患病率，因此即使胸罩会阻碍乳房淋巴液流通，也不可能导致乳腺癌。

乳腺癌的发生确实和女性开始佩戴胸罩是同步的，就好像脑瘤的高发和手机的普及是同步的一样，但并不能将乳腺癌归结到戴胸罩上，也不能将脑瘤的高发全算在手机上。因为与胸罩、手机一样，逐渐发达丰富起来的人们的饮食、营养，还有人们越来越紧张的生活和越来越繁重的精神压力，都可能是导致乳腺癌的因素，只不过胸罩离罹患的部位最近，所以被最先怀疑了。

虽然如此，胸罩与乳腺癌的关系之嫌疑还是提示了一个问题，就是乳腺癌是“压”出来的，是拘束出来的。这个观点很多肿瘤专家都有共识，包括最近去世的歌星姚贝娜，只不过这个“压”不是身体上的束缚，而是性格心理上的，而且大多是自己压给自己的。

姚贝娜的父亲回忆姚贝娜时反复说的一句话就是：她太好强了。连她搞音乐的父亲都觉得很好的录音效果，姚贝娜自己仍旧不满意，为此，撑着病体反复修改。估计她属于追求完美的性格，这样的性格最容易诱发肿瘤，特别是乳腺癌。

因为乳腺癌是内分泌器官，它直接听命于内分泌的调节，而内分泌的全称是“神经内分泌”。这意味着，内分泌要听命于神经，听命于心理，听命于大脑皮质，而这些也是个性、心情的“发源地”。也就是说，个性、心情、精神状况会直接影响内分泌，再由内分泌发放指令作用于乳腺、子宫内膜等，所以，这些地方都可能成为精神压力的“突破口”“受害者”，乳腺癌就是结果之一。

由这再说回到胸罩问题，这种追求完美的人，肯定也不会允许自己外观的不堪。她们会很讲究、很精致，为了身形好看，胸罩的佩戴也是必需的，至少比其他不讲究的人严格得多，这就又提供了一个巧合。事实上，就算迄今没有发现胸罩和乳腺癌的关系，但她们严格甚至严苛的自我要求，无论是精神上的还是身体上的，都使她们比那些“神经大条”的人多了罹患癌症的机会。这一点已经被肿瘤专家发现：很多乳腺癌患者是有洁癖的，她们对环境的过分要求无异于自己束缚在心理上的一个结、一个金箍，这个结无时无刻不在刺激着大脑皮质，大脑皮质不断地将异常刺激发送给乳腺，乳腺癌就是这样发生的……

三 没有丑女人，只有虚女人

女人追求美貌是本能，很正常，但美貌的很多问题不是外在手段能解决的，无论多么先进的技术、材料都不可能以假乱真，而美貌的基础是健康。以前有句话“没有丑女人，只有懒女人”，意思是说，女人只要勤快，收拾得当，就会好看一些，但这种好看更恰当的说法是利索，充其量是不邋遢，要想真的不丑，首先要健康、阳气不虚。

皮肤好是美女的基础，好的皮肤决定了容貌的一半。皮肤的好坏完全取决于身体，因为皮肤、头发的构成都是蛋白质，和心、肝、脾、肺、肾这五脏器官是同样的构成，中医称之为“血之余”，是靠供应了五脏之后富余的气血供养的。和重要器官相比，皮肤、头发对生命的价值肯定是次要的，一旦蛋白质吸收代谢出现问题，身体首先“舍车保帅”，皮肤、头发就是被舍掉的“车”。

所以，身体稍微出现问题，首先表现出的是气色不好，这个气色就包括了皮肤和头发的质感，一般都是缺少光泽甚至是枯萎的，因为已经紧俏的气血顾不上它们了，而一个看上去很精神很漂亮的人，一定要有鲜活的气色，那种生动不是化妆能化出来的。

除了皮肤，面容的精致更是决定女人美丑的关键。人年轻的时候，就算是个胖人，就算不是美女，但脸的线条也一定是精致的、玲珑的，上了年纪，即便通过整容整掉了皱纹，但还是会显得松松垮垮的，一看就不是年轻人了，决定这个的就是面部的肌肉，具体来说就是表情肌。

表情肌，是进化到人类这么高的级别时才有的，动物是没有表情肌的，所以和人类最接近的猩猩总是一个表情，猫狗之类的就更别说了，表情肌属于身体里的高级组织。

进化学上有个规律：器官组织越高级，成熟得越晚、退化得越早。比如决定人类智慧关键的大脑额叶，要到25岁才成熟，之后也是最早退化的，所以才有“三十而立”的说法，意思是正确独立的决策，要等到额叶成熟之后才可能做出，而很多昏着儿都是上了年纪但身体尚健时出的，因为那个时候，额叶已经退化了，智力不支。

决定面部紧致与否、线条好不好的表情肌，与额叶相似，它的退化取决于年龄，也取决于身体的状态，如果身体虚弱了，等同于提前衰老。所以，老人或者是身体一直孱弱、疾病缠身的人，都不可能有生动的面容，就算之前是个美人，也会随身体状况的下降而未老先衰。这种早衰是任凭多高级的护肤品、化妆术都不可能改变的，唯一的办法就是增强体质，女人不虚也就不会太丑了。

中医经典中很多被认定有美容驻颜效果的药物和食物，首先具备的是补养功能，一般多是补脾补肾的，就是要通过补养来改善身体的虚弱衰老状态，由此造就美人。

对中国女人来说，要想不丑，就要尽早排除会导致提前衰老的因素，一个是虚，一个是寒。虚，严重的可以通过药物来弥补，不严重的可以通过生活方式、饮食来改变。从生活方式来说，每天坚持适度锻炼是最简单的补虚方式，每天早晨或者上午迎着太阳大步走半小时，是最能兼顾锻炼和保暖的抗衰老办法。

10:00 a.m.
上午的进补时间

上午10点，忙碌的工作和繁杂的家务终于告一段落，这个时候该坐下来喘口气了。讲究一点的公司会在上午10点左右有一个“茶歇”时间。没有“茶歇”时间，至少也要停下来喝口水。于是问题来了：这个时候，喝什么水更合适？

一 用黄芪、枸杞泡一杯“能量合剂”

如果你是经常在室内工作、平时很少运动的白领，我最先推荐的是黄芪和枸杞。黄芪是补气的，枸杞是养阴的，在上午10点左右这个时段用黄芪和枸杞泡水喝，可以增加能量储备以应对接下来大半天的烦劳。

最好的办法是，每天8点左右一到办公室，先把黄芪和枸杞冲泡上，闷到10点左右，就成了补充这一天的第一杯“能量合剂”，接下来，可以不断续杯，因为这个量是一天的剂量。

黄芪是补气药里的圣药，很多人吃的中药里都用过它，因为气虚是中国人常见的一种身体状态。气虚，通俗地讲就是身体各种功能的下降，或者由于劳损，或者因为衰老，无论是过度的体力消耗还是心理消耗，都可能造成气虚。这和衰老一样难以避免。黄芪能做的，就是给这些因为劳损而消耗的细胞、组织、器官“充电”，使它们重新恢复活力。

我有一个律师朋友，每天都要为案子思考、辩论，每天都觉得很累，刚刚年过四十身体就已经顶不住了。我建议她把每天喝的茶改为黄芪水，她喝了一个多星期就觉得体力改善不少，再见到以前的朋友，大家都惊奇于她的改变：脸色不仅有了光泽，而且也不像以前那么黄了，这些就是黄芪的功劳。

中国女人最怕的就是变成“黄脸婆”，“黄脸婆”不仅是衰老的代名词，还是身体功能下降、气虚的表现。因为黄色是脾气的颜色，脾气虚时最先出现的就是脸色发黄，而这也多是健康和疾病的分水岭，可以说脸色发黄的人身体大多处于“亚健康”状态。这个时候如果能及时补气，很可能就避免、逆转了之后疾病的发生及早衰的到来。补气后脸色从黄变红就是个不错的开端。但是，补气并不能无限制地进行下去，补气的时候要注意到阴是不是虚，或者说，补气药会不会伤阴，这也是我在推荐黄芪的同时还推荐枸杞的目的，因为枸杞是补阴的。

补气的黄芪可以提高细胞组织器官的功能，但这个提高的过程中要提防过犹不及，因为细胞组织器官功能的过度提高可能造成对身体的消耗，类似于“揠苗助长”“竭泽而渔”。往轻了说，会出现我们常说的“上火”；往重了说，就是伤阴了。

“气”是细胞组织器官的功能，“阴”则是细胞组织器官本身，气虚是身体功能的下降，阴虚就是身体结构、物质基础的耗竭。所以，在一定意义上，阴虚比气虚要严重，阴虚的发生往往是气虚严重了，或者是补气的药物使用不当时，身体为了提升功能而挖掘潜力，挖掘得过分了就要消耗自己，这就由气虚变成阴虚了。如果为了提升细胞组织器官的功能，补气的药物使用过分，同样也会转而消耗身体，造成阴虚。

野史里常说，某个武林高手或名人，死于吃补药过度。虽然具体药物是什么无从考证，但吃补药过度确实会使人折寿，而且这些补药多是热性很高的补气药、补阳药。

人的生命像蜡烛，人活着蜡烛就燃烧着。过分吃补药，特别是补气药、补阳药，想达到精力旺盛或者长寿的目的，就等于是在不断地拨亮火苗。蜡烛的长短就像一个人的生命储备，某种程度是由基因决定的，每个人都有定数。如果你总是拨亮它，虽然看似火苗很大，很有活力，但燃烧的时间就短，寿命也就短，这就是补药能使人夭折的道理。

只有在拨亮火苗的同时补充蜡烛的体量，才能既增加燃烧的亮度，又不缩短燃烧的时间。拨亮火苗是补气，增加蜡烛的体量是补阴，这样气阴双补、阴阳双补的办法才不至于出现偏颇。

除非这个人气虚症状明显的同时毫无阴虚的征象，比如人是白胖白胖的，又有怕冷、爱喝水、小便多等阳虚的特点，这个时候补气可以不兼顾补阴，否则，都需要在补气补到一定的时候，观察是不是阴虚，必要时可以阴阳同补，只不过这个补阴的药物不必用药效特别大的，比如山芋肉、熟地之类的，可以选择枸杞、玉竹、沙参等。

暖女人养生茶

黄芪枸杞茶

黄芪10克、枸杞10粒，如果是干燥季节，或者室内很干燥，可以再加上沙参10克，增加补阴的力量，同时也制约黄芪的热性，避免上火。这三种药像泡茶一样用开水冲泡，最好是放在保温杯中闷一会儿，因为它们都比茶叶质地厚重，不像茶叶那么容易浸出。

二 喝了就尿的人，该喝什么水

有些人外出之前不敢多喝水，怕找不到厕所，因为他们喝了水之后很快就要小便。这种人多是女性或者年老体弱者，他们运动少而且火力弱，还有怕冷、手脚冰凉的问题。

为什么这些人喝了就要尿呢？首先因为他们火力弱，喝进去的水不能及时被蒸发利用；其次他们喝的水太稀了，如果放点盐进去，这个问题就会有所改观，只是这种盐水不能过浓，达到0.9%是最好的，因为这是生理盐水的浓度，和我们身体里的血的渗透压是相等的。

人排尿受一种激素的调节，这种激素叫“抗利尿激素”。我们喝水少的时候，这种激素就开始分泌，以此抑制住身体的利尿功能，通过减少排尿来“节约用水”；我们喝水多的时候，这种激素就会减少分泌，尿量也就多了。

但是，不仅我们喝进水的多少决定这种激素的分泌与否，水的质地、浓度也很重要。如果喝的是白开水，血就变稀了，身体为了保持一定的血液浓度，就要通过减少这种激素分泌的办法来利尿。因此，喝了就尿的人，如果喝的还是白开水，那他一定会在喝进去半小时之后尿增多。如果这时正在旅途的车上，不方便的问题立刻来了。但是，如果你喝的是淡盐水，就不会出现喝了就尿的问题，因为淡盐水里的盐可以保持血不至于被稀释得太过，用医学的话说，淡盐水可以保持血液中“晶体渗透压”的稳定，血没变得太稀，尿液就不会骤然增加。

生理盐水加上葡萄糖和其他一些电解质，就组成了“口服补液盐”，这是医院里常用的，在药店里也能买到。我们因为腹泻、发热等到医院之后，医生担心脱水而输的液体就是它，还可以不通过静脉，而是通过口服的形式，很方便。直接买这种“口服补液盐”按比例冲成水后喝，效果和输液不相上下。

1968年，一篇发表在国际知名医学杂志《柳叶刀》上的文章称，虽然不至于在日常生活中把“口服补液盐”当水喝，但是如果担心喝了就尿，还是可以稍微让你的水中有点“干货”，保持点浓度的。具体的办法就是把0.9克的盐（至少不超过1克的盐），溶解在100毫升的白水里，这个浓度就是合适的，因为不是静脉注射，所以不必用蒸馏水，用普通的白开水就可以了。

盐在中医里是入肾经的，很多用来治疗肾阴虚、阳虚的药物是要经过盐炒的，比如盐炒黄檗。而喝了就尿的人，中医辨证也多是因为肾虚，从这个意义上说，在水里加一点盐与中医的温补阳气是不矛盾的。

暖女人要知道

为什么喝浓度为0.9%的生理盐水

如果你是喝了就尿的人，又不能在半小时之内找到厕所，那最好喝生理盐水。所谓生理盐水，就是盐水和人体细胞的渗透压是相等的，它的浓度只有0.9%。因为等渗，无论是注射还是口服，都不会使细胞脱水，也不会冲淡血液。

三 上午犯困和春困严重，都是脾虚之过

我认识一个做互联网的朋友，已经做到了总编级别，一到春天，她就开始犯困。都说“一年之计在于春”“一日之计在于晨”，她却总是在这两个关键的时间点上掉链子，严重到即使前一天夜里睡眠很好很足，第二天上午10点钟，公司开会时还是能坐着睡着了。每次问到我，我都说她就是“欠补”，是中医说的典型的脾虚。这种人的一个典型表现就是春困，非常严重的春困。

在“春困秋乏夏打盹儿，睡不醒的冬三月”这句话里，最被强调的，也是最容易出现的就是春困，其他三个季节出现的症状都不如春困明显。现代医学也有类似发现：每年的春天都是很多疾病高发的季节，从高血压等身体问题，到抑郁症这类精神疾病，都容易在春天发作。因为春天是一个萌动的季节，万物复苏，人是万物之灵，对春天的感受更敏感。具体到困这个问题，简单地说，就是因为天气变热了，血管扩张，血压因此下降。对于缺少运动、总是处在室内的女性来说，她们原本就偏低的血压这个时候更低了，以至于不能保证大脑的供血，大脑因此缺氧，她们的春困是大脑供血不足导致的。只有增加血液供应，才能振奋精神。中医的补气药可以通过增加心脏的泵血能力来维持大脑良好的供血，所以，这种春困的人喝黄芪水就有可能缓解春困的症状。

但是，过了春天，这种人困的问题也未必消失，只不过换了一种方式，就是吃饭之后困。我见过最严重的是一个演员，她给一个电视节目做嘉宾，中午吃饭后大家要继续录像，她却一定要睡一会儿，而且不等安排地方，坐在椅子上就睡着了。这种情况她每次饭后都会发生，这在医学上叫“醉饭”，别人是喝酒之后醉，她是吃饭之后会像喝酒一样困倦难耐，为什么？就是因为气虚。

气虚是身体各种功能的下降，其中包括消化功能和心脏功能，这些都属于中医的脾气范围。吃饭之后，消化功能会加强，大脑是相对缺血的，此时的脾气就被食物占据了一大半。如果你本身就是个气虚的人，此时给大脑供血的任务就要受影响，大脑供血不好就会困，而且气虚得越严重越困，不仅是春天，一年四季都可能如此。

除了困，这种人平时面色就不好，偏黄而且缺少光泽，无论是上班还是做家务，一般是过了中午就顶不住了。如果你的工作需要说很多话，诸如律师、教师等，还会出现这种情况：说话说多了，说到最后的时候就会咳嗽，或者咬不清楚最后几个字。这也是气虚导致的。

中医名家王绵之老先生（现在孩子用的儿科药“王氏保赤丸”就是王先生的家传名方）在看病时发现，凡是说话快，而且说到最后咬不清楚字的人，都可能有气虚的问题。因为气虚，他们不足以一口气把一句话说完，所以会下意识地加快语速，即便如此，说到最后还是气不够了，最后几个字就变得含混不清。中国有个成语“气定神闲”，一个人只有身体好、气力足，神态才可能自如轻松，那些说话掷地有声、清晰洪亮的人，肯定没有气虚的问题。

演员刘晓庆应该算是演艺圈的常青树，六十多岁了仍旧显得很年轻，而且她多次澄清自己没整容。我还是比较相信她的话的，因为她在五十几岁的时候，还能一个人唱歌舞剧的主角，又唱又跳是很需要气力的，如果是个气虚的人，注定撑不下来，她不虚的气力也是她显得年轻的根本。

四 一把坚果做上午的零食

首先，在所有零食中，最值得推荐的零食是坚果：核桃、榛子、杏仁、松子、开心果、花生，甚至瓜子都可以。从现代营养学讲，它们含有有价值的脂肪酸、维生素；从中医角度讲，这些坚果都是植物的种子，既然是种子，即便很小，也蕴藏着未来一株生命的能量。中医里经常用种子入药，特别是用在肾虚之时，也是这个道理。

先说脂肪酸，这些坚果中的脂肪酸，主要是单不饱和脂肪酸。很多人都知道亚油酸好，但它是多不饱和脂肪酸，和它相比，作为单不饱和脂肪酸的油酸，不仅可以降低血液的总胆固醇，还可以降低低密度脂蛋白胆固醇，也就是俗称的“坏胆固醇”，它是造成动脉粥样硬化的首要因素。

与此同时，油酸还可以提升高密度脂蛋白胆固醇，而它是“好胆固醇”，这样双管齐下，更有助于防止动脉粥样硬化的发生和发展。因此，油酸现在被认为是最有益于心脑血管系统的脂肪酸。之前风靡很久的橄榄油，现在售价很贵的红花油、茶油等，都含有高比例的油酸。坚果中的油酸含量也很高，比如开心果的油酸含量占开心果所含脂肪的一半以上。

除了栗子、莲子等淀粉含量高的品种外，坚果，只要是油脂较多的，都富含维生素E。维生素E除了有抗衰老、保护皮肤、抗动脉硬化的效果之外，还可以保护坚果中所含的不饱和脂肪酸不受氧化的影响，而坚果的氧化就是我们俗称的变质，北方话叫“哈喇”。

坚果的另一个价值是它含有丰富的纤维素，仍旧以开心果为例，吃20～30克，如果不算壳的重量，30～50粒的开心果，其中含有2～3克膳食纤维。人体一天所需的膳食纤维是10～30克，一个苹果含有5克左右膳食纤维，如果单独从零食上算，吃一把坚果就已经吃够了每天所需的纤维素的三分之一。

中医治疗肾虚引起的诸多症状，经常用到种子类药物，有个著名的中成药“五子衍宗丸”，用的就是五种植物的种子，针对的是因为肾虚引起的小便多、夜尿多、喝了就尿。这三个症状的出现，意味着肾脏的浓缩功能下降，这是衰老或虚弱所致。之所以用补肾之法，因为补肾是在给身体增加能量，提高功能，功能提高了，包括生殖、泌尿在内的所有功能，也都能得到提高或者保持。中医用种子类的药物，绝对不是简单地借助谐音，因为种子是植物能量最集中的部位，能使补肾更加给力。我们说核桃健脑，其实也是这个道理，因为只要肾虚，任何器官都会随之虚损，大脑首当其冲。

现在很多人都知道坚果有利于健康，是有价值的零食，但是有两个问题需要注意，一个是吃的量，一个是吃的时间。之所以要讲究这两点，就是因为坚果本身热量高，如果不控制吃的量和时间，虽然吃进去了有营养的物质，但是热量超标了，很可能会因此功过相抵。

一般来说，一个人能吃的量，就是你自己一个拳头能攥住的量。要记住，是你自己的拳头，你不能用姚明的拳头攥一把，那个量只适合姚明吃，身高一米六的你吃了会超标的。而且，坚果作为零食，最好上午吃，能尽早提供一天的营养，而且接下来还有足够的时间消耗掉热量，如果当作晚上看电视时的零食，一来容易吃起来没有节制，二来可能因为时间晚，没处消耗就储存起来变成脂肪了。

五 几种可以一辈子都不吃的零食

零食的作用无非两个，一是补充主食中欠缺的营养，二是果腹，减少饥饿感，如此也能控制一天的热量摄入。早上或上午吃坚果达到的是第一个目的；第二个目的是人们必须达到的目的，因为控制热量是最重要的养生。能起到这样效果的零食，不仅可以在饥饿时吃，还适合在下午或晚上吃，说白了，这种零食最好体积大、热量低，用它们来糊弄糊弄咕咕叫的肚子。

如果按照食物营养的优缺点分，有的食物最好一年才吃一次，比如胆固醇含量很高的猪脑、肥肠、鱿鱼；有的最好一辈子都不吃，比如除了热量和添加剂再无其他价值的可乐、奶茶、果冻，这三者是很常见的零食，广告的出镜率也是最高的，其实这些都是最没有营养的垃圾食物，它们以高热量、低营养的代价，满足人们的口腹之欲。

可乐之好，更多的是它的社会价值。有研究者认为，这种廉价的饮料扯平了美国社会各个阶层的差距，但是，从营养价值上看，可乐是只具备热量的碳酸饮料，几乎可以说一无是处。

除了白开水和茶水，任何食物都有高低不同的热量。在热量摄入过度、减少热量已经成了健康第一要务的现在，既然同样有热量，最好选择除了热量之外还含有其他营养的食物，比如含有蛋白质、微量元素、维生素等营养，毕竟这些是生命的必需品，为此付出点代价还值，但可乐中却没有任何一种。

其次是奶茶，除了和可乐一样，主要含有热量之外，之所以有奶香，主要是因为奶茶含有反式脂肪，就是和咖啡伴侣一样的植物奶末。虽然这不是有毒食物，但如果多用，对血管的伤害远在动物脂肪之上。奶茶说到底是一种既无奶又无茶的调味饮料，既无奶所含的蛋白质，又无茶的无热量优点，既不如奶，也不如茶。

再有就是果冻。果冻中的“果”，早就失去了水果的价值，水果中含有的维生素C早就在加工过程中损失殆尽。果冻中还含有糖和明胶，糖是增肥的又一祸患，明胶则是一种很难保证“出身”的添加剂。

可乐、奶茶和果冻，其实都是经济发达后，人们不知不觉加在生活中的零食，这本身就背离了食物的最根本意义：摄食就是为了饱腹、摄取营养，过嘴瘾常常隐藏着健康的隐患。

薯条也是一种不利于健康的零食，之所以把它提出来，是因为我国宣布土豆将进入主食行列，这就意味着用土豆做原料的各种食物会增加。为了避免这成为嗜食薯条者放纵的理由，下面几点我必须讲清楚。

薯条之所以不好，有两个原因。

首先，薯条是煎炸出来的，一煎炸，就出现了一种可以致癌的物质：丙烯酰胺。除了致癌，动物实验结果还显示，长期低剂量接触丙烯酰胺的人会出现嗜睡、情绪和记忆改变、幻觉和震颤等症状，并伴随末梢神经病。而油炸薯片、薯条中的丙烯酰胺含量可以高出谷类油炸食品四倍。

其次，薯条含有的热量过剩。现在很多厂家使用了“非油炸”的薯条制作方式，而且将其作为宣传要点。但是，必须说明的是，“非油炸”不等于健康，不等于低热量，因为吃起来香酥的薯条、薯片，就算未经油炸，没有丙烯酰胺的问题，制作过程中油的添加也是不可缺少的，否则就没有人们期待的香酥口感。就像我们自己在家做的各种饼，无论是北方的油酥火烧，还是南方的葱油饼，要想好吃，必须油多。所以，就算没有了丙烯酰胺的问题，薯条、薯片的热量过剩仍旧是大问题。

如果真的用土豆做零食，最好的办法就是简单地蒸熟，略加调味，作为主食的替代品。这样做的土豆有很好的饱腹感，可以减少米饭、馒头的摄入量，又因为没有煎炸和油脂的添加，总量上能减少热量的摄入。

10:30 a.m.
工间操你还做吗

一坐就是一个上午，这是人们的常态。上班的坐在办公桌前，不上班的可能坐在麻将桌前。中医讲“久坐伤肉”，其实，久坐不仅伤肉，还会伤身，甚至丧命，这是有实例的。由此看来，我们过去全民都做的“工间操”“广播体操”是多么合理，很可能曾经让我们幸免于病难呢。

一 站起身，三个部位要活动

我上学的时候，北京还有单位做“工间操”的规矩，一般是上午10点左右，各单位门口就有人做操了。音乐是统一的，动作也没什么讲究，不外乎伸胳膊、伸腿、弯弯腰，就算做得质量不达标，好歹这个时间里，人在运动，不是静坐的。这非常重要，颈椎病、腰椎病的高发，甚至很多要命的病，都和久坐不动有直接关系。

人的直立是进化的成果，但和爬行相比，直立会使脊柱受力大幅增加，如果再缺乏运动，颈椎、腰椎处的肌肉无力，身体的所有重负全部压在脊柱上，患颈椎病、腰椎病自然在所难免。所以，上午10:30，至少让你的脊柱活动活动，这些活动也是在锻炼局部的肌肉。

颈部运动：

第1节：坐位，两手自然下垂。低头，下巴向胸部靠近，再向后仰头，各持续5秒钟。

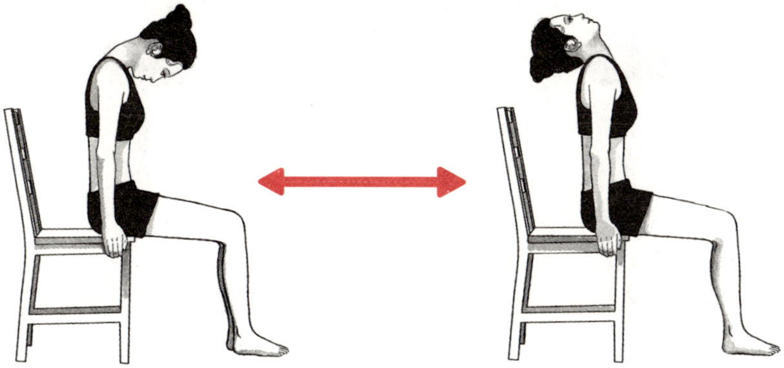

第2节：头向左偏，尽量靠近左肩，再反方向旋转。共做5次。

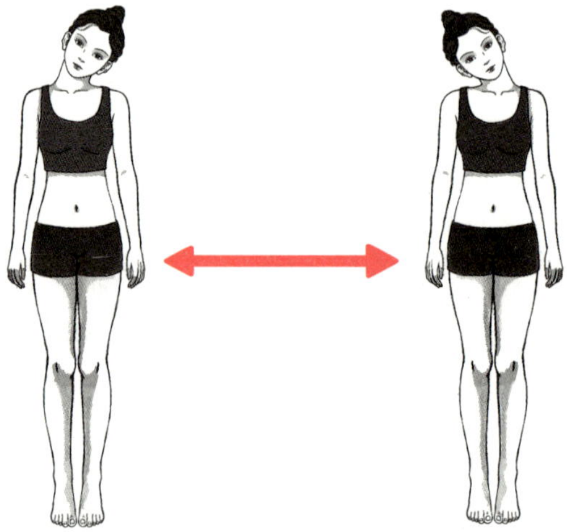

第3节：肩关节按顺时针方向做划船动作，匀速做5次，然后逆时针同样做5次。

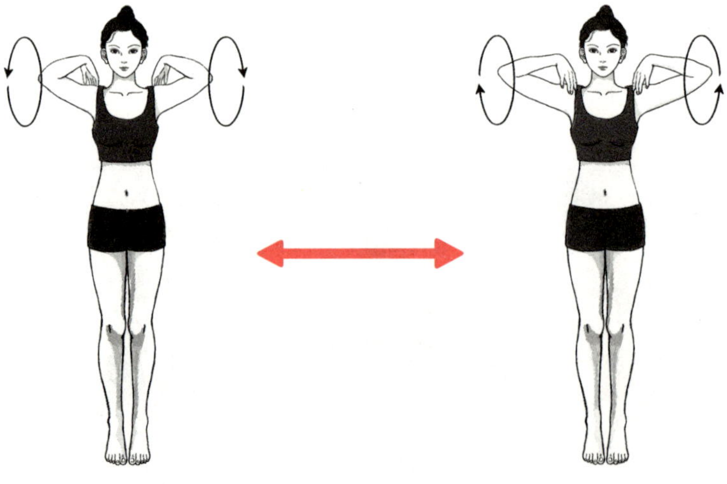

第4节：仿游泳姿势，以肩关节为轴，前伸双臂，往前后方向各绕转5次。

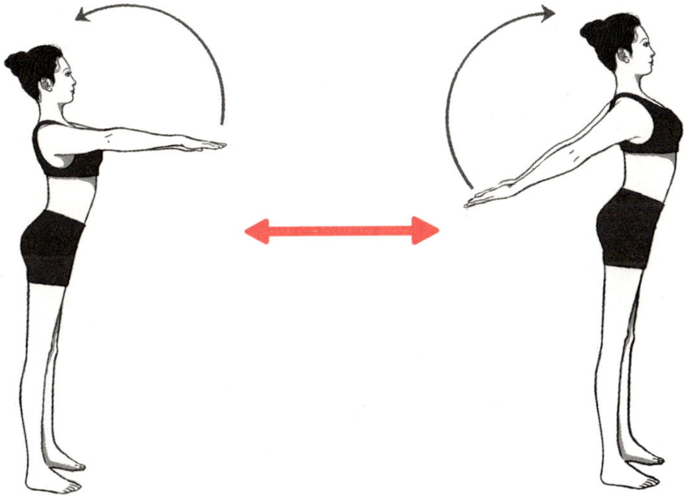

第5节：五指并拢，双手交叉放在脖子后面，尽量让脖子往后靠，双手做抵抗，使颈部肌肉和双手较劲，持续10秒钟后松开，再如此反复，感到颈部肌肉酸为止。

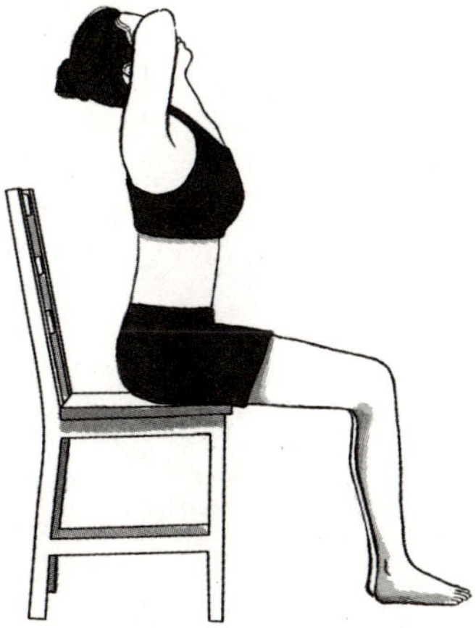

颈椎病高发和总是低头有关系，颈部的锻炼就是为了增加低头之外的其他运动。最后一节是锻炼颈部肌肉的，这个部位的肌肉不像其他部位的肌肉，可以在步行或者其他运动中兼顾到，只有这种针对性的对抗训练才能达到增强颈部肌肉的目的。

腰部运动：

第1节：双脚分开站立，双腿蹬直，双臂侧平举，腰向前弯，先用右手摸左脚尖，再用左手摸右脚尖，如此反复做10～20次。

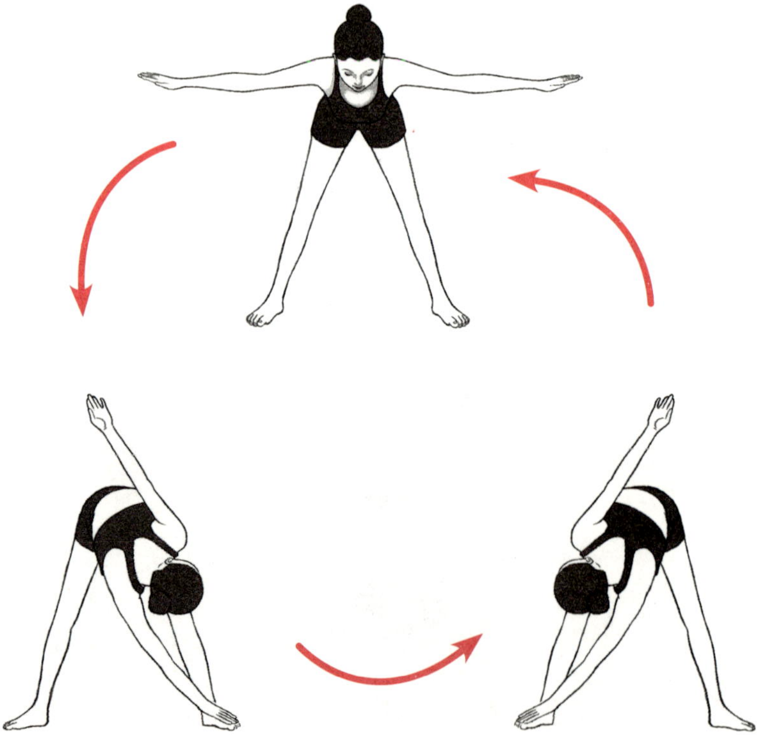

第2节：双脚分开站立，双臂向上举，腰先向前弯，双手手掌伸直向下摸地，然后站起来，上身向后仰，脸朝上看，如此反复做10～20次。

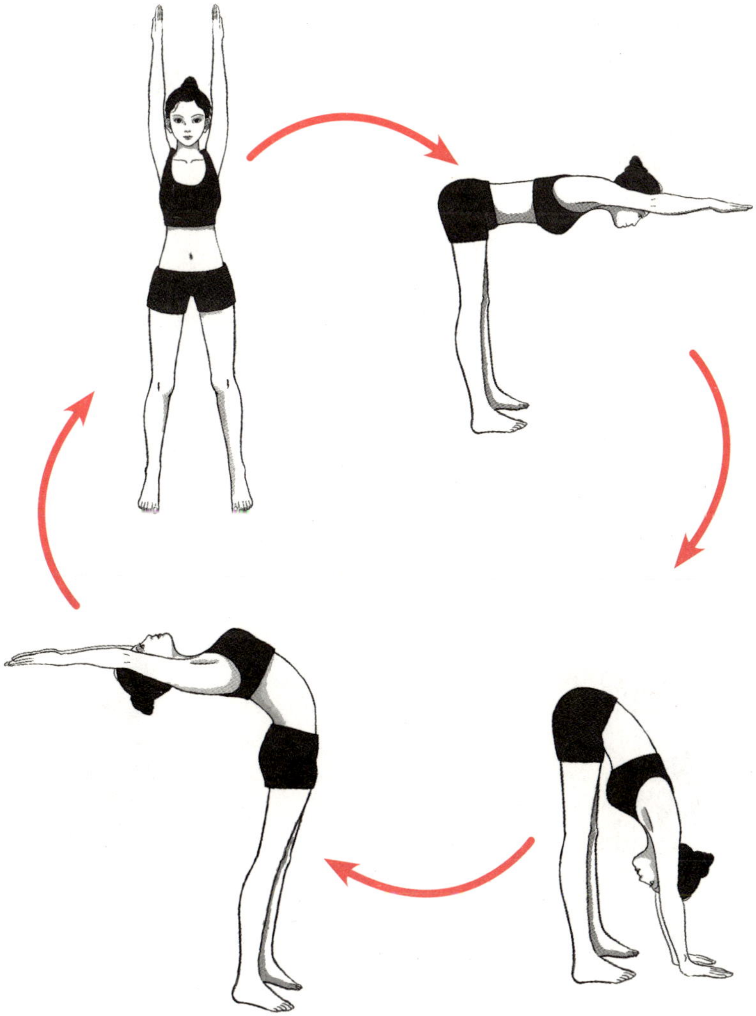

第3节：双脚分开站立，双手叉腰，腰部先向左侧弯，还原，然后再向右侧弯，还原，左右侧各弯腰10～20次。

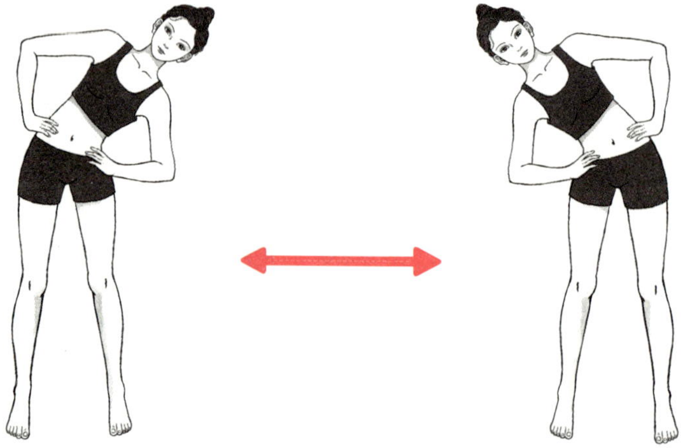

第4节：双脚分开站立，双手叉腰，腰部先顺时针方向旋转，再逆时针方向旋转，各做10～20圈。

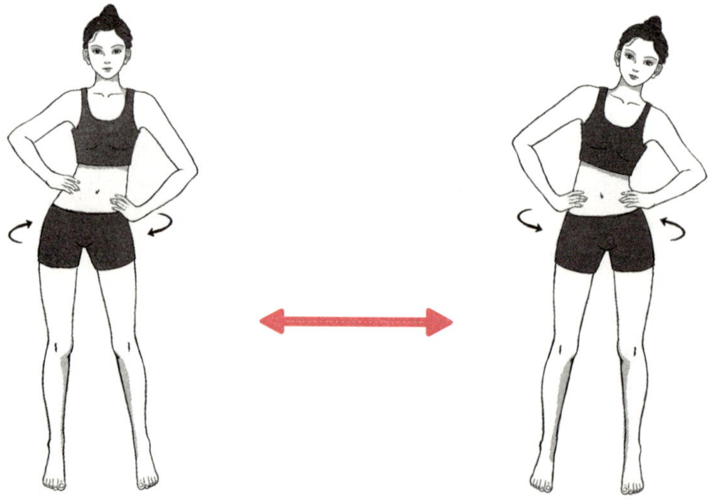

第5节：双脚分开站立，双臂伸直，先向左后扭腰，还原，再向右后扭腰，还原，连续做5～10次。

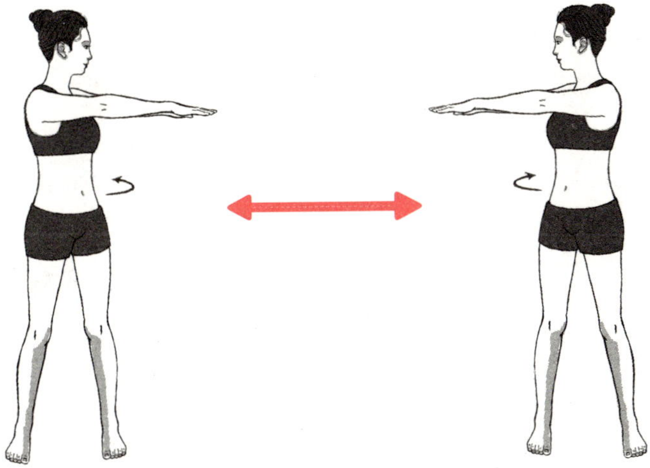

第6节：双腿并拢站立，腰部放松，双手握拳捶打腰部，直到腰部发热为止，或者将双手对搓至手心发热，将发热的手心贴在腰部，待变凉后再对搓再贴，如此反复4～5次。

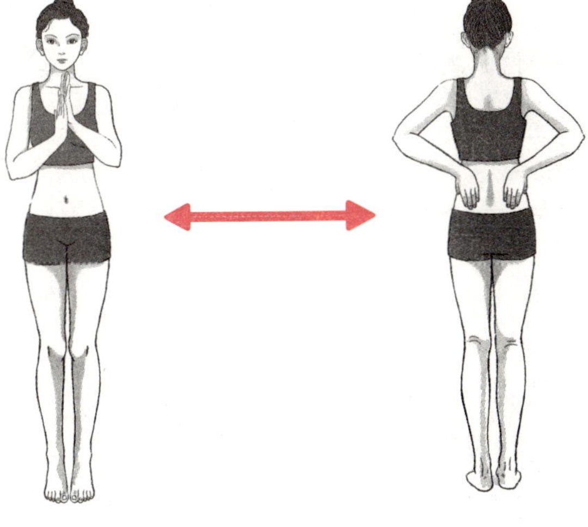

久坐者多是劳心者、脑力劳动者，这种人按照中医讲，最容易伤肾，因为“脑为髓之海”“肾生髓”。很多人写了一夜报告，赶工做了个PPT之后，第二天会觉得腰疼，这与坐姿有关，也与用脑有关。我一直把这种动脑子之后的腰疼称为“论文性腰疼”，是肾虚之故，需要补肾才能缓解。

之所以用双手对搓后贴在后腰，是因为手心是心包经的井穴“劳宫穴”，和心包经一样是阳性的、热性的穴位，所以很容易搓热。用热性的穴位贴在有虚损的腰部，是一种最简单易行的暖肾、补肾办法，对缓解腰部的虚损性酸疼很有效。

腿部运动：

坐在椅子上，双手自然放在身体两侧，双腿缓慢伸直上抬保持水平状态，持续10秒钟，放下，再抬平，如此反复，以感到大腿肌肉紧张发酸为度。

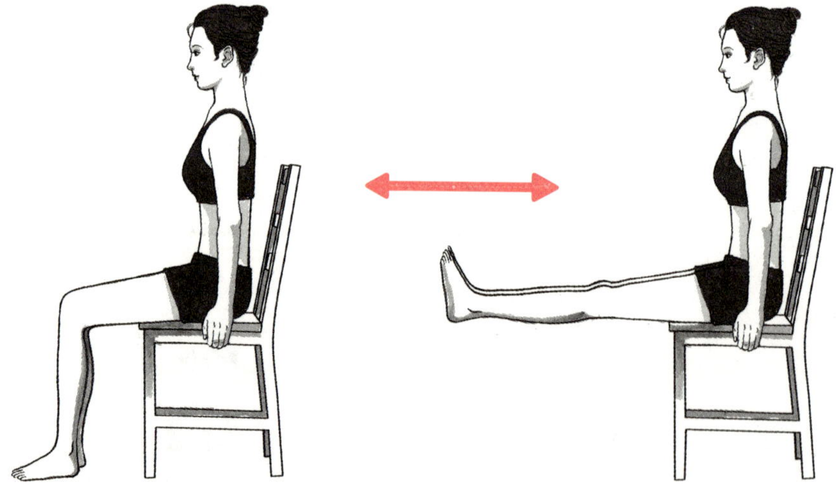

膝盖是运动离不开的部位，而且也是全身最复杂的关节，它的劳损最早、也最容易发生。为此，医生提示喜欢锻炼的人，膝关节要省着用，爬山、爬楼、下蹲等姿势都是很伤膝盖的。这个医嘱让很多人不敢再运动了，事实上，省着用不是不用，不用带来的后果是体重增加，那样对膝盖的损伤更大，所以正确使用至关重要，这就要借助腿部的肌肉来分担膝关节的受累。

这个姿势就是锻炼腿部肌肉的，特别适合腿部肌肉力量弱，但膝关节已经因为运动或者劳损出现了问题（比如膝关节红肿、疼痛）的人。这样坐着运动肌肉，膝关节因为不负重可以好好休息，待关节的炎症减轻，劳损缓解，肌肉也多了一些力量，再继续进行以往的健身运动。

二 站着说话确实比坐着说话不容易腰疼

久坐，是现代人最常见的姿势，也是最病态的姿势。不管是久坐办公还是久坐打麻将，常见的颈椎、腰椎问题都与之有关。

首先，坐着的时候，脊柱受到的压力是最大的，是平卧时受力的4倍。我们总说“站着说话不腰疼”，确实有一定道理。因为即便是站着，腰部的受力也小于坐着，站着时承受的压力是100%，而坐着时是150%。之所以现在“腰椎间盘突出”的人越来越多，和人们在工作生活中久坐有直接关系。除非你采取“坐如钟”的古人推崇的方式，让肌肉分担腰椎的压力。

“坐如钟”是中国传统的仪表典范，这样的坐姿不仅体面、精神，而且利于健康。因为“坐如钟”的时候，腰板是挺直的，腰部的肌肉没有彻底放松，是拿着劲儿的。过去练武的人会习惯这样做，因为他们的肌肉张力好，经得起如此支撑，他们因此也不会出现腰椎间盘突出的问题，因为肌肉为脊柱代劳了。

但一般人坐着的时候，多会本能地采取最解乏的姿势，比如偎在沙发里，或者斜靠在床上，之所以感觉很舒服，是因为这个时候的肌肉是放松的，肌肉放松了人才会产生舒适感。但腰椎在此时是单独承重的，只不过它承重的时候没有什么不良感觉罢了，就在这种无感甚至好感中，腰椎的受力在增加，椎间盘很可能就这么慢慢地被压得突出了，这是久坐的害处之一。

另一个问题是，久坐时头部和颈部的姿势一般是错误的。

看过颈椎病的人，可能都被医生告知过“颈部的生理曲度消失”，这一般就是诊断颈椎病的证据了。正常情况下，人的颈椎是向前凸的，为的是增加颈椎的弹性，减轻和缓冲重力对大脑的震荡。如果长期坐姿不良，特别是久坐，久坐的时候人的头往往是低着的比如伏案处理文件或看书，包括择菜这样的家务，低头的机会总是比抬头多的，再加上着凉，比如夏天正好对着空调，或者冬天衣服领子低，脖子是暴露的，总之疲劳和寒冷，就容易引起颈肩部的肌肉纤维发炎，肌肉因此痉挛，就把颈椎的生理曲度生生地拉扯直了。

所以才说，颈椎病、腰椎病是人类因为进化而付出的代价，除了直立这个姿势之外，越来越舒适的生活配置也剥夺着颈部、腰部肌肉持重的机会，脊柱就成了受害者。

暖女人这样做

预防腰椎病、颈椎病的小细节

• 对颈椎、腰椎病最好的预防方式就是对姿势的调整，至少不要久坐，即便坐姿是错误的，如果能经常站起来活动，对之前的错误也是一个有效的纠正，至少避免了脊柱的积劳成疾。

• 椅子不要“太深”，坐下时臀部最好能把椅子坐满，让腰背部完全紧贴着椅背。或者是找一个舒适的靠垫，最好能和腰椎完全贴合，材质稍微硬一点，有一定的支撑强度，让腰部紧贴靠垫，不能“只垫不靠”，这样对脊柱也是有压力的。

• 如果你的工作经常要用电脑，或者要处理案头上的事物，经常不得不“弯腰驼背”，那就索性把椅子拉近桌子一些。因为坐着的时候身体前倾，对脊柱的伤害更大，此时它要经受250%的压力，会加重脊柱的劳损。

三 我见过久坐猝死的年轻人

久坐的另一个弊端是血液循环变慢，特别是流经到下肢的血液，会因为血流回流困难而形成血栓，如果你原本就有糖尿病、高血脂，且年纪已大，血栓的形成就更容易。即便你还年轻，但如果一直抽烟，血管壁已经被香烟破坏了，久坐同样有危险。

我见过一个刚过30岁的男性，他的工作需要久坐在电脑前。有一天下班前，他突然觉得腿疼，以为是扭伤了，下班之后就去找人按摩。谁也没想到，出了按摩室他就觉得胸闷憋气，最后严重到几乎窒息，被送到医院时已经全身发绀，生命垂危。医生给出的诊断是“肺栓塞”，抢救了十几个小时才暂时缓解，而这种肺栓塞是现在中青年人猝死的新病因！它的夺命速度有时候比心肌梗死还要快！病因就是在久坐过程中形成了血栓，在不明情况下采取的按摩，把血栓从腿部血管中挤压出来，随血流流到了肺部，将肺部血管栓塞住了。

前面我也提到过，医学上有一种致命的疾病叫“经济舱综合征”，这种病经常出现在乘飞机时坐在经济舱的旅客身上。因为经济舱座位很窄小，不能活动，可能一坐就是几个小时甚至十几个小时，这就给了血栓形成的机会，所以很多人会在下了飞机之后突然倒地发病，甚至猝死。

无论你坐在电脑前，还是坐在麻将桌前，只要是久坐了，超过三四个小时就足以出现“经济舱综合征”。所以，最好的办法是每四十分钟到一小时要站起来活动活动，如果确实坐在经济舱，至少要让腿部稍微运动一下，让肌肉收缩收缩，这样也能避免血栓的形成。

很多老百姓都有一个经验之谈：“久坐伤肉”，这句话其实是出自《黄帝内经·素问·宣明五气篇》的，这篇文章上说，“久视伤血，久卧伤气，久坐伤肉，久立伤骨，久行伤筋，是谓五劳所伤”。“久坐伤肉”中的“伤肉”，其实伤的就是脾。

因为中医说的脾是主肌肉的，久坐就是缺乏运动，肌肉无力自然会反过来累及脾，由此导致脾虚。在做中药研究时，需要将实验用的小白鼠模拟出脾气虚的状态。研究者采用的方式就是将它们连续15天悬吊起来，使它们长时间处于不运动的失重状态，于是小白鼠就出现了体重增长缓慢、脾脏和胸腺萎缩、小腿比目鱼肌和腓肠肌萎缩等反应，而脾脏和胸腺的萎缩带来的直接后果就是免疫力低，于是这些小白鼠就出现了脾虚的人才有的各种症状，包括更容易被感染。

一个长期在室内久坐的人，肯定比总是在户外运动的人更容易生病，甚至是弱不禁风的，类似温室里的花朵，一个重要原因就是久坐使肌肉缺少运动锻炼，由此累及免疫力，久坐的人免疫力肯定低。

12:00 p.m.
午餐

中午吃什么呢？上班的人会发愁，一是因为食堂的饭菜单一，早吃腻了；一是因为身处闹市，能吃的太多，挑花眼了。而宅在家里的人，给自己一个人做一顿饭，实在没理由、没心情。午餐作为一天的中坚，形式可以简单，但内容不能简陋，内容比形式重要；而晚饭，内容可以简陋，但形式不要简单，这样可以用复杂的形式来弥补内容，这也是营养学上“午餐像富人，晚餐像穷人”的意思。

一 一顿合格午餐的四大标准

美国《吃好》杂志刊出了好午餐的四大黄金标准。

好午餐的第一大黄金标准：优质蛋白质必选

午餐如果能保证一定的蛋白质，可以保持整个下午精力充沛，也是一天营养的主要摄取机会。更重要的是，等量的蛋白质比等量的碳水化合物维持饱腹感的时间更长。通俗地讲，就是吃蛋白质比吃粮食类食物更禁饿，不至于到了下午因为饿得难耐又吃进不少零食。从这个角度讲，含有蛋白质的午餐在一定程度上避免了增重的可能。上到鸡鸭鱼肉，下到鸡蛋、豆腐都属于优质蛋白质，午餐中保证其一并不难。

好午餐的第二大黄金标准：不能没有粮食

中国人吃饭用筷子，因为中国是农耕民族，筷子更便于夹起食物中占多数的谷物和蔬菜，欧洲人惯用的刀叉显然是对付肉食的。这种区别与其说是生活环境造就的饮食习惯，不如说是中国人的生命智慧，因为和肉食这种高蛋白质、高脂肪含量的食物相比，粮食能最直接迅速地提供给身体必需的能量。

粗粮可以是玉米面窝头，也可以是全麦面包，其中主要是碳水化合物。这很重要，因为它们能为身体提供最基础的也是最主要的能量，使你吃进去的蛋白质能尽量多地用在组织器官的修复生长上，不至于因为提供热量而影响身体的复原。而且，粗粮比精制食物含有更多有益健康的纤维素、微量元素和植物营养素。

但是，有个问题值得一提，除了纤维素丰富之外，玉米面窝头的营养不及全麦面包，因为我们吃的玉米面是去掉了玉米胚芽的——玉米胚芽已经被拿走榨油了——去掉了玉米胚芽的玉米面主要就剩下碳水化合物和纤维素了，蛋白质是很少的。如果你还想从午餐的主食中获取蛋白质，全麦面包或糙米饭会比玉米面窝头有价值。

好午餐的第三大黄金标准：水果、蔬菜一定要有

果蔬除了含有多种维生素和微量元素，还含有大量纤维素和果胶，这是不可缺少的，而且午餐也是中国人吃蔬菜最多的一餐，包括生的蔬菜。此时人体的阳气是最旺的，可以耐受生鲜蔬菜的寒凉，如果以生鲜蔬菜为主，可以减少炒菜时油脂的摄入，这是控制热量很重要的一环。特别是在外就餐的人，任何一个饭馆想让自己的菜品无论味道还是卖相受欢迎，油是不可少的，因此，在外就餐如果能点个大拌菜，那是最安全的。

好午餐的第四大黄金标准：从容、享受的心情

午餐是一天中最重要的摄取营养的机会，而吃一顿从容的午餐，也是一天最重要的“精神补给”。

负责消化食物的胃肠被称为人体的“第二大脑”，因为它们对外界刺激的敏感度极高，坏的情绪、坏的心情都会最先影响到它们，所以才会用“食不甘味”来形容坏情绪对胃口的破坏。

与此同时，在吃饭时，人的副交感神经处于兴奋中，副交感神经的作用是：增加消化腺分泌，使血压降低，使心跳减慢，总之是让人呈现慵懒、闲散的状态。人在此时最不容易产生敌意，因此也是“化干戈为玉帛”的好时机。

其实，能当关系“试金石”的，不仅有话题的内容，还有谈论时的那种环境和状态，最好选择诸如饭桌前、浴室里等让人放松的环境，在这种环境下，是副交感神经兴奋、身体和精神都放弃戒备的最好时机。这个时候，你往往能

看到走下神坛的领导或名人，不论是谁，摆脱了交感神经的控制，将全身交给副交感神经调理时的样子，往往更接近人的本性，至少扔掉了场面上硬撑的面子，所以才会“酒后吐真言”“梦话出心声”。

从这个意义上说，午餐怎么吃、和谁吃，可能不比午餐吃什么简单。吃午餐不仅是个自我放松的过程，也是个修缮人际关系、调节矛盾的机会。

二 自带午餐，必须早上现做吗

现在上班带盒饭已经成了时尚，盒饭的盒子也很好看，快成生活讲究的象征了。于是，问题来了：自带的午餐多是前一天做好的，不是说吃剩菜致癌吗?

“吃剩菜致癌”中所说的剩菜，指的是绿叶菜，因为绿叶菜中的硝酸盐含量是最高的，每1000克绿叶菜中含有硝酸盐1000～3000毫克，而肉制品中，作为添加剂添加的硝酸盐或亚硝酸盐，每1000克的残留量是不能高于30毫克的。所以，90%的硝酸盐来自蔬菜，只有9%来自肉类和腌制品。

硝酸盐是氮肥的主要来源，本身是没有问题的，但是，硝酸盐如果在细菌的作用下，就可能变为有致癌可能的亚硝酸盐。为了减少亚硝酸盐的产生，最好的办法就是避免细菌和绿叶菜的接触。

我们的唾液中，细菌是很多的，口腔中共有400多种细菌，你用筷子动过的菜上肯定沾了唾液中的细菌，如果再保存一夜，即便是在冰箱的冷藏室里，也仍旧给了硝酸盐转化为亚硝酸盐的机会。因此，剩菜最安全的保存办法，是做熟之后直接盛在干净的饭盒里，不要接触唾液，这样你就可以安全地吃上前一天做好的“剩菜”了。

其实，就算不接触唾液，新鲜的绿叶菜也难免会沾上细菌，也有产生亚硝酸盐的可能。所以，最好的办法就是买来后先彻底清洗，把蔬菜上的细菌洗掉，然后再放进冰箱保存，这样，绿叶菜就可以多放几天了。明白了这个道理，中午要带的盒饭，就没必要非赶在早上起来现做了。只要你做的菜没被唾液污染过，即便是前一天做好的，也是安全的。

暖女人这样做

午餐盒饭巧盛放

准备三个盒子，一个装主食，粗细搭配，比如半份米饭加一块蒸红薯；一个装需要加热的菜肴，荤素比例1：2，蔬菜尽量多装；一个装水果或凉菜。

蔬菜前天晚上做好之后立刻分装，冷却后直接放入冰箱保存，而且最好选择适合再次加热的品种，如番茄、茄子、豆角、冬瓜、南瓜、菜花、胡萝卜等，至于绿叶菜，可以等到晚餐回家吃。

三 吃饱了就困是为什么

前面我提到过，我以前在深圳电视台录健康节目，有个嘉宾过去是话剧演员，录像到中午的时候大家得吃饭，饭后还要继续。这个嘉宾就坚持不住了，非要午睡不可，但录像现场根本没条件，她居然坐在那里就睡着了，丝毫不受嘈杂人声和硬板凳的影响……后来她告诉我，这是她的习惯，在家的时候，经常连碗都不洗就睡着了。这种看似是生活习惯的小细节其实是病态，在医学上称为“醉饭”，别人醉酒，喝了酒之后会困倦，这种人却是吃了饭之后困得睁不开眼。“醉饭”其实是脾虚的一种体现，脾虚越严重，“醉饭”也越严重，另外，越是吃难以消化的食物，饭后越容易犯困。

中医说的脾气，包括消化功能，也包括代谢能力，当一个人脾气不足时大脑的供血就要受到影响，吃饱后，脾气要集中消化食物。脾气虚的人之所以会在饭后犯困，是因为血液在饭后都集中在胃肠了，大脑处于缺血状态，这是人的自然状态，但如果你是个脾气虚的人，这种缺血引起的困倦就会特别明显、特别严重，乃至成为病态。

我见过一个头疼的患者，她的症状非常有特点：平时不疼，只要吃饱了就疼，空腹时或者吃得少时不疼，或者即便疼也不严重；吃得越饱、吃得越好，头疼越严重。吃了很多药都没治好，最后居然靠吃补中益气丸把奇怪的头疼治好了。

补中益气丸是中医补脾气的经典药，在药店里就能买到，它治疗的是一切因为脾气不足带来的症状，可以是消化不良、内脏下垂，也可以是有气无力，总觉得疲劳。这种吃饱了才犯的头疼之所以能用它治好，就是因为她的头疼是脾气不足引起的，按照这个道理，这个药对那些吃饱了就困的人也非常适用。

这种人除了饭后犯困，一定还有脾气不足的其他表现，比如肥胖，因为脾气是起运化作用的，包括对脂肪的代谢。脾气虚的时候，代谢肯定是缓慢的，脂肪因此得以积蓄下来，停留在体内。所以越是胖的人，越容易吃饱了就困，因为他们饭后很快就昏昏欲睡了，缺少运动消耗的机会，又加重了肥胖，由此进入恶性循环。

从这个原理可以推出，即便你不是吃饱了就困的人，午餐之后，或者说饭后，也最好不要运动，因为运动会让血液从胃分流到肌肉，而我们身体40%是肌肉，其中大部分是和运动有关的骨骼肌，一运动，骨骼肌就要和胃、大脑争抢血液，进而影响消化功能，甚至大脑的功能。

四 孔子所说的“食不厌精”不是只吃细粮的意思

孔子说过“食不厌精，脍不厌细”，于是很多人觉得，连孔圣人都讲究吃细粮精肉，那一定是对的。其实，这是人们误解了圣人，这与孔子一贯提倡的“食无求饱，居无求安”“一箪食，一瓢饮”不符。如果从养生的角度说，我更愿意相信，孔子所讲的“不厌精”和“不厌细”，首先强调的是饮食过程中的从容、不潦草、不仓皇，甚至有一些必需的仪式，这也是养生必需的；其次在孔子的那个年代追求精细，也是一种合乎营养学的饮食平衡。

食物的精、细需要加工、烹制，甚至还需要细嚼慢咽，才能得到食物营养、真味，更重要的是，舍得在咀嚼这一身体的“加工”过程花时间的人，肯定不会贪婪，不会狼吞虎咽地失态。如果这段时间足够长，大脑就有了“正在吃饭”的印象，大脑的“饱中枢”因为有时间完成神经反射，足以让大脑感觉到饱，就此下达不再吃的神经命令。

所以，养生的一大要素是吃饭慢，按照营养学规矩，每口能咀嚼30次最好。但估计没几个人能做得到，虽然食物下咽后有pH值极小的胃酸等着，但这样的咀嚼肯定避免了饕餮导致的过食。

营养学家之所以反对现在的快餐，鼓励吃粗粮，一方面是因为快餐热量高，更重要的是，快餐很容易吃得快，几口就吃完了一个汉堡，还没感到饱，热量就已经超标了。而粗粮咀嚼起来比细粮费时费力，更容易让大脑产生饱的感觉。孔子那个时代不懂现代营养学，但是他从容的人生哲学仍旧可以让他对饮食养生无师自通。

另一个需要说明的是，中国的粮食加工技术起步很晚，我们的先人借助的主要是手工舂米，粮食处于粗加工水平。在这个背景下，就算孔子要求米舂得再精细一点也是合理的，因为这符合饮食均衡的要求：粗细搭配，荤素搭配。

如果这个人一直吃细粮，那他就该“食不厌粗”，增加粗粮的比例来改变饮食结构。如果一个人始终吃粗粮，就有可能纤维素摄入足够，蛋白质摄入不足，需要多吃细粮甚至精肉。就像一个因为营养不良而住院的人，是不能以糖尿病的标准给他限制热量的，人们忌讳的热量对于他就是补品。孔子那个时代也如此，孔子之所以提出“食不厌精”，就是因为当时的食物太不够精细了，“食不厌精”属于一种生活追求。反之，如果像我们似的，被精细的食物包围着，早就厌了。

所以，在以粗粮为主的生活中，吃几顿细粮精肉绝对是合乎营养配比的。这个规则迄今也适用，只不过我们的均衡周期不是一生，不是前半辈子吃粗粮，后半辈了吃细粮，而是一个星期，无论是荤素还是粗细，最好能在一周中配齐。比如，前半周或中午吃肉比较多，那么下半周或晚饭就该吃得粗点、素点，这样更利于营养的均衡。

五 石锅拌饭：一个很有说头的午餐

韩国的石锅拌饭很值得给中国人推荐，特别是现在，因为我们的肉吃得实在是太多了！石锅拌饭里真的拌牛肉很少，大多是一个鸡蛋就代表荤了，再加上蔬菜和米饭，这个组合热量很低，更重要的是，它符合中医养生的理论，也符合中国人的基因特点。

虽然我们总是笑话韩国人吃肉的吝啬，比如牛肉能成为节日礼物之类的，但石锅拌饭这种韩国的主打食物，可能还真是韩国人身材好甚至皮肤好的重要原因。

石锅拌饭里的蔬菜一般是豆芽、黄瓜、胡萝卜、蘑菇、海带和泡菜，这些蔬菜的含糖量都在5%以下，脂肪含量也在1%以下，每100克才含有20~30千卡热量。而根茎类蔬菜，比如土豆、山药、藕、慈姑、芋艿等，含糖量高达10%左右，每100~120克含有80~90千卡热量，相当于25克米面等主食所提供的热量。

就算这一锅拌饭你吃了500克蔬菜（其实，500克才是《中国居民膳食指南》每天的推荐量），从蔬菜里获得的热量是100~150千卡，再加上100克米饭（热量是116千卡）和一个鸡蛋（热量才76千卡），一锅饭的热量只有大约300千卡，但这已经可以让很多女生饱餐一顿了。

我们看韩剧，最让男女主角大快朵颐的很少有“山珍海味”，无非是石锅拌饭、炸酱面，包括那一碗让人担心会发胖的面，如果是100克的话，热量才280千卡，就算早餐牛奶鸡蛋面包，一天下来的热量也就1000千卡多点。而一个女性，一天如果吃进去1500~2000千卡，她的体重会维持不发胖，少出来的那500～1000千卡热量，相当于100克体脂，长此以往，怎么会有身材不好的道理？

我推荐石锅拌饭还有一个理由：这些蔬菜里含有重要的维生素。身上的脂肪一旦形成，只有通过转化为热量才能被消耗掉，但在热量代谢过程中，维生素B_1、B_2、B_6及尼克酸（烟酸），都绝对不能缺少。那么，哪些蔬菜含有这些维生素呢？

维生素B_1主要来自加工较粗的谷类、豆类及坚果类；维生素B_2主要来自乳类、蛋类和各种肉类，在蘑菇、草菇、金针菇、金针菜、茄子、西兰花、荠菜、海带、芹菜叶、菠菜等蔬菜中含量也不少；尼克酸则在蔬菜中含量十分丰富，尤其是蘑菇、香菇、金针菇、黄花菜、蚕豆、豇豆、刀豆、毛豆等。你看看，石锅拌饭用的蔬菜多在此列。

我的一个朋友嫁给了韩国人，每年要去韩国住一段时间，每次回来都悄悄告诉我，吃韩国饭吃的，经常饿得夜里起来加餐。但她每次回来，我都发现她的皮肤变细了，人也苗条了。

我始终认为，韩国人的皮肤好，除了化妆技术好之外，肯定和他们吃肉少有关系。因为肉类所含的铁有促进氧化的作用，不吃肉，或者因为不吃肉而缺铁乃至贫血的人，会比较怕冷。但如果肉吃多了，氧化过度，就存在衰老问题。因为皮肤、周身的器官组织，乃至整个人的衰老，都是氧化导致的，铁摄入过多是会加快氧化进程的。从这个意义上说，素食也许是韩国人皮肤好、显得年轻的原因之一。

我推荐拌饭的另一个理由是，它用的菜只是简单地焯了一下，没有煎、炸、炒。再加上石锅是热的，吃起来不像生菜那么凉，适合中国人的胃，没有折伤阳气的问题。同时，又因为只是焯了一下，不存在油多的问题，这对讲究健康、讲究美容的女性很重要。

韩国的菜里油很少，这同样值得中国人借鉴，据说是因为韩国的油很贵。中国人喜欢吃炒菜，会因此加入大量烹调油，无形中就会使菜的热量明显升高。200克生的生菜，只有32千卡的热量，但是200克炒生菜，再加入20克烹调油后，热量就升高到了212千卡。如果多吃蔬菜的代价是多吃油，这样的素食就失去了素食的价值，甚至会因为吃素而发胖。有人指望吃豆腐做的“素斋”减肥，这是不可能的。因为那些豆腐之所以好吃，之所以能代替肉、像肉，就是因为它们在油里被泡过。

按照中国营养学会的建议，一个成年人，每天食用油的摄入量应该控制在25克左右，平均每顿饭适宜摄入10克左右。以一家三口吃饭为例，炒两个菜，平均每个菜可用15克左右的油，大约相当于1调羹油。如果是按这个量，就算是连盘子底的油都吃下去也不会过多，只可惜这样炒菜很多中国人不习惯，几乎就要把菜炒煳了，但是，它确实是健康的。

其实，未必一定用石锅，用普通的电饭锅也有一样的效果，把焯好的蔬菜码放在基本上已经蒸熟的米饭上，再放一个鸡蛋，同样有石锅的效果。如果你的石锅是通过煤气加热的，那还不如电饭锅呢，电饭锅还避免了煤气燃烧带来的污染。

六 容易消化的食物，都能健脾

一说到吃饭，很多人会想，往饭菜里加点什么能健脾呢？众所周知，莲子、大枣、山药、南瓜、小米，这些药食同源的食物确实有健脾的作用，但它们毕竟是食物，所以药力都比较弱，肯定不像健脾的黄芪一样能很快起效。如果你想用这些食物来健脾，最好的办法是常吃，甚至作为你饭桌上的主食。

事实上，我们平常吃的食物、饭菜，只要是易消化的、温热的，而不是冰凉的，一般都有健脾作用，或者说，都是在健脾。因为中医的脾，包括消化吸收功能，健脾就是帮助提高消化吸收功能。换句话说，如果你减少了消耗、节约了脾气，也就从另一个角度健脾了。

易消化的食物，如果按照食物类型分，在蛋白质、脂肪、碳水化合物中，碳水化合物排第一，粮食的主要成分是碳水化合物，因此也是最易消化的。因为它们吃进去之后，胃肠的排空时间比蛋白质和脂肪都要短。过去生活不好的时候，饭菜没有油水，饭菜中的蛋白质、脂肪含量都不足，所以人们特别能吃，吃几个馒头却还是饿，就是因为碳水化合物的排空时间很短。单纯的粮食吃进去之后，很快胃就排空了，重新回归到“饥肠”状态。

碳水化合物的“食物热效应”低。任何食物的消化都是要消耗身体能量的，消耗的这些热量被称为“食物热效应”。如果吃的是蛋白质含量高的食物，消化它的能量消耗相当于食物本身所含能量的30%，而碳水化合物则只有5%～6%。所以，我们很容易被红烧肉吃撑着，吃得不消化，却很少因为吃馒头不消化，就是因为馒头比肉的“食物热效应”低，消化馒头比消化红烧肉要节能，这个节能，节约的就是脾气。

中医古典医籍始终认定五谷是健脾的，包括治疗脾虚的时候，也会用到炒过的五谷，比如炒谷芽、炒麦芽等入药，因为炒过的五谷性质偏温了，更容易消化，它们的“食物热效应”更低。也就是说，吃进去的炒谷芽、炒麦芽，只需要拿出一小部分热量来维持消化，剩余的绝大部分都变成了身体的能量蓄积，久而久之，能量蓄积就充足了。一个能量充足的人，肯定不会轻易疲劳，肌肉也会有力气，脾气也充足了，这就是五谷能健脾的原理，因为它们容易消化。

除了食物的类型，食物的烹调方式也很重要。同样是粮食，炸馒头片肯定比馒头或者烤馒头不容易消化，因为炸馒头片加入了脂肪，脂肪的胃肠排空时间比单纯的碳水化合物要长，为了帮助它排空，胃肠就要多做工，就要浪费脾气。

食物的软硬、含水量多少也很重要。死面的、固体的，比如硬面饼、饺子，就不如馒头、包子能健脾，因为前者更需要胃肠的深加工，连牙咬着都费劲，更别说胃的研磨了。如果从节约脾气上看，粮食比鱼、肉、蛋、奶更容易消化，主食中的馒头、包子、面包比米饭容易消化，米饭又优于饺子、硬面饼，蒸蛋羹比煮鸡蛋容易消化，肉末、肉糜比肉块容易消化，清蒸的比煎炸的容易消化，酸奶比鲜奶容易消化。

所以，一个脾虚的人，或者希望通过吃饭来健脾的人，在按照现代营养学讲究的食物多样性，吃够蛋白质、碳水化合物、脂肪这三大营养物质的前提下，尽量选择它们之中容易消化的，而且要选择至少和体温一个温度的，这样可以减少身体为食物预热而消耗的能量。

七 百叶结烧肉比红烧肉健康

百叶结烧肉、芋头烧鸭、泥鳅钻豆腐、萝卜牛腩、羊肉胡萝卜，这些传统又经典的中国菜之所以好吃，是因为荤素搭配得很对味儿。

除了对味儿之外，还有一个更重要的原因，就是这种荤素搭配的方式，有效地抑制了动物类食物中“坏”胆固醇的吸收。植物类食物中含有一种可以抑制动物胆固醇吸收的物质，就是植物固醇，这就又给中国的美食赋予了健康的意味。

植物固醇只存在于植物中，但是它的样子和肉类中的胆固醇长得很像，吃进肠道内，可以与胆固醇竞争，减少胆固醇吸收，由此有效地降低高血脂患者血液中的“坏”胆固醇（包括总胆固醇和低密度脂蛋白胆固醇）含量，而不影响血液中的“好”胆固醇（高密度脂蛋白胆固醇），对高血脂患者有很好的降脂效果。植物固醇摄入量越高，罹患心脏病和其他慢性病的危险性越低。

那些总在荤菜中充当配角的豆类、蔬菜类，植物固醇含量很高，每100克黄豆中，植物固醇含量超过100毫克，黑豆和青豆中的植物固醇含量也较高。

所以，做红烧肉时加点豆制品，这种搭配能使胆固醇问题在一道菜中就尽量解决了，比吃纯粹的红烧肉要健康。

有一点需要注意，食品的加工越精细，植物固醇的含量越低，比如全麦粉就比标准粉的植物固醇多，后者又大于富强粉，富强粉又大于饺子粉。而紫米、薏苡仁、荞麦、青稞、小米、玉米等的植物固醇含量较高，平均每

100克的含量在60毫克以上。这也是很多营养学者早就不吃纯白米饭的原因了。

暖女人这样做

每天喝一杯豆浆

每天喝一杯豆浆（250克），既能补钙，又能为身体提供约20毫克的植物固醇。

八 “吃也不胖”会变成“不吃也胖”

有的人怎么吃都不胖，有的人不怎么吃都胖，所谓“喝凉水都长肉”。看似不同的状况，其实机制是一样的，都是因为脾虚，如果用现代医学解释，“吃也不胖”一般是吸收功能差，“不吃也胖”则是代谢功能差，这两种都属于中医脾的范畴。

中医所说的脾指的是一系列功能，包括吸收和代谢，脾虚则是这些功能都降低。这一瘦一胖其实是有共性的，瘦的人的肌肉一般很松弛，肌肉张力不足，胖的人也不是肌肉多，而是脂肪多，人也显得松松垮垮的。中医所说的脾是主肌肉的，所以这两种人的肌肉状况都有脾虚的特点。

这两种人都容易有大便失调的问题，多见的是大便常年不成形，这一点是典型的脾虚。与此同时，腹部很怕凉，很多胖的人看起来很壮，实际上一着凉风马上就要泻肚，腹部是他们的薄弱环节，这些都与消化功能不足有关。

再有就是代谢问题。中医讲脾主运化。所谓运化不仅是食物的消化，还有食物转化为营养之后在体内的代谢。胖的人的这个环节容易出问题，代谢减慢，脂肪由此堆积下来。更严重的则是西医说的代谢综合征：血脂高、血糖高、血尿酸高、血压高。这种人看中医时常会诊断为“痰湿困脾”，就是代谢废物积攒多了，反过来影响脾气的运化能力，使脾气变虚，由此进入一个恶性循环，反过来再加重痰湿。

因此，不管是“吃也不胖”，还是“不吃也胖”，都要从健脾下手来治疗。瘦的、吸收不好的，健脾的同时增加帮助消化吸收的药物，比如人参健脾丸、人参归脾丸、参苓白术丸等都可以。胖的、代谢不利的，健脾的同时要帮助祛除痰湿，只是祛痰湿的中成药较少，可以用参苓、白术配合二陈丸。那些虽然胖，但是很怕冷、一遇冷就泻肚的虚胖者，不妨试试附子理中丸，这种热药可以增加他们的代谢，甚至帮助脂肪的消耗。

很多女人，年轻的时候属于怎么吃都不胖的，因此她们肆无忌惮地随便吃，甚至无肉不欢。这种人很容易在生了孩子之后，或者上了年龄、遇到一次身体变化之后，变成胖的人，甚至变成“不吃也胖”的体质。因为她们在怎么吃都不胖的时候已经有了脾虚的基础，从不胖到胖只是脾虚的延续或加重。

很多小孩子从小就爱吃肉，但还是干瘦干瘦的，家长觉得是营养不足，于是让孩子变本加厉地吃。结果，长大了，突然变成了小胖墩，这个质变和之前吃肉过多、累坏了本来就不强壮的脾气有直接关系。肉类等高蛋白的食物不容易消化，是很耗脾气的，如果每天无肉不欢，吃起肉来毫不节制，脾就会比其他人辛苦，就可能被提前耗损成脾气虚，胖就是脾气虚的结果。

所以，就算怎么吃都不胖也必须节制，甚至更要节制，因为不胖本身可能已经是脾虚的症状了，这种人更要养护、珍惜脾气，不能有恃无恐地吃。

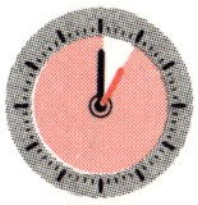

1:00 p.m.
午睡时间

出生于1918年的南怀瑾是我国著名的禅学大师，九十多岁高龄时依然头脑清楚，能讲学、写书。他的体验是：正午，只要闭眼真正睡着三分钟，等于睡两个钟头；夜晚则要在正子时睡着，五分钟等于六个钟头。

一 至少安静地闭会儿眼睛

中医养生专家十有八九都有一个重要的养生讲究：睡“子午觉”，就是在中午12点和夜里12点时，一定要在睡眠之中。

为什么他们这么讲究睡子午觉呢?《黄帝内经》给出了理论依据：“阳气尽则卧，阴气尽则寤。”意思是，睡眠与醒寤是阴阳交替的结果。子时，是晚上23点至凌晨1点，午时，是中午11点到下午1点，这两个时间都是阴阳交替之时，也是人体经气“合阴”与“合阳”的时候，睡子午觉是为了养阴、养阳。

具体到午觉，是“合阳”时间，这个时候小寐，休息30分钟左右即可，最多不要超过1小时。即使不能睡觉，也应“入静”，至少要安静地闭目一会儿，使身体得以平衡过渡。

所以，午睡一定要有，但不要长，如果是在家，最好不要到床上睡，又盖被子又拉窗帘的，那样会睡得过长，下午反而更累。在家里的长沙发上睡最好，这样既有临时感，不至于久睡，又能伸展身体，在短时间内彻底放松。

如果是在上班，不能躺下睡，姿势就非常重要，千万别直接趴在桌子上睡，这样还不如不睡，因为颈椎病就是“低头惹的祸”，趴着睡时头会低得太厉害，而且颈部还处于拉伸状态，颈部的肌肉受损最严重。很多人这样睡醒后，肩膀、脖子就是僵的，长此以往只会加重颈椎病的发生。

最好有个抱枕，垫在头下面，没有的话，找几本书，甚至一个球，上面再垫上围巾或软的衣服，主要目的是把头垫高，不至于低头，使颈部基本处于伸直又可以依靠而放松的状态。或者戴上一个U型颈托，把头支起来，靠在椅子上。因为睡着之后肌肉松弛，头会自动地垂下来，变成低头状态，对颈部构成新的伤害。

以这样的姿势睡一会儿，即便睡不着，闭目养神半小时，也比吃了饭之后打牌、逛商场要好。因为不睡，但是闭目，最多是不能修复补充，但打牌、逛街就是增加新的消耗了。

3:00 p.m.
当我们喝茶的时候，我们吃点什么

下午3:00，应该要喝每天的第五杯水了。

单从补水角度看，喝白开水就足够了，但如果以养生为目的，下午的这杯水是可以讲究一点的，特别是女人，有几款“女人之水”分别适合不同的体质。

一些为改善体质而吃的药物，也可以在此时服用。此时距离午餐和晚餐都有一段时间，不至于因为彻底空腹而担心药物伤胃，又不是饭后，胃里被塞得满满的，会影响药物吸收。很多人在此时已经开始感到饿了，或者是因为闲了，想吃零食了，如果这个时候把能改善体质的中成药当作“点心”吃，一来保证了服药的坚持性，二来也减少了吃零食导致发胖的问题，是个值得养成的好习惯。

一 解郁舒心的“薄荷茶”

薄荷，在花市就能买到，是一种有药用价值的小盆栽，既是桌子上养眼的绿植，又能治治小病。对女性来说，感冒的时候可以用它泡茶，因为什么事情生气、抑郁时，薄荷也是最好的疏解药。那些职场压力很大的、上司很难伺候的人，这款茶应该是常备的。

薄荷是很常用的中药，治疗夏天的感冒和冬天伴有嗓子疼的感冒时，医生都会用到，它的性质是凉的。以前，很多人家门口都会种，夏天掐一片叶子碾碎了闻闻，沁人心脾的凉意很解暑。薄荷在中医里是入肝经、肺经的，因为生气导致的肝郁，或者因为风热引起的感冒发热，薄荷都能解决。

大家很熟悉的一种中成药叫加味逍遥丸，主要治疗因为生气、精神压力过大导致的肝气郁结。肝气郁结的人总觉得心里憋闷、食欲不振、消化不良，甚至总觉得胸部、腹部胀满，女性还会月经失调。逍遥丸里虽然有柴胡之类最重要的疏肝药，但薄荷的价值于其中被历代医家强调，以至于说，如果逍遥丸里没有薄荷，疏肝的力量就会大减。由此可见，薄荷的效果绝对不能小视，如果肝郁的情况没严重到需要吃药的程度，可以用薄荷沏茶来解决。只需要揪几片薄荷叶，加点绿茶，不加绿茶也可以，和冰糖一起用开水冲泡，闷两三分钟就可以喝了，味道非常清凉甘甜，喝后你会觉得心胸一下子开朗了许多。如此坚持三五天，就可能避免肝郁成为事实。

肝郁是现在女性最常见的状况，肝郁除了影响消化，还会影响内分泌，面部的黄褐斑甚至乳腺增生等，很多都是肝郁所致。而动物实验也证明，能解肝郁的药物多有抑制色素斑形成的作用。

除了解肝郁，薄荷还能用在因为风热引起的感冒发热上。中医治感冒一定要分寒热，最简单的辨别办法是：除了头疼、发热、咳嗽等症状之外，伴有嗓子疼、咽喉发炎，多为热性的，也多因为风热引起的；如果没有嗓子疼的问题，只是发热，浑身无汗，则多属于寒性，是由风寒引起的。薄荷能治疗的是风热感冒，风热感冒时还伴有眼睛红肿、头面部有发红的痘痘时，用薄荷最合适。用薄荷叶沏茶，趁热喝下去，出点汗，身体就轻松了。

暖女人养生茶

解郁舒心薄荷茶

用薄荷沏茶，如果是药店里买的干薄荷，每天可以用到10克左右，换成鲜的，可以多一点。

二 养阴生津的“麦冬乌梅茶”

很多人觉得自己爱上火，吃干的、辣的、油炸的，甚至饼干、干果都会上火。首先说，吃这些干的食物上火是正常的，因为它们在制作过程中脱了水，吃进去之后，身体为了使它们和身体的渗透压相等，就要把胃肠道黏膜里的水“贡献”出来，贡献了水的胃肠道就缺水了，身体的任何部位都要阴阳平衡、水火相济的，缺了水之后火就显得大了，这就是“上火”。但是，吃一点干的就上火的人，说明之前身体里的水太少了，否则不至于这么容易失衡，这个时候就不能只去火，更要补水、补阴，因为他们的“火”是缺水造成的，通过补阴而去火，才能使阴阳达到正常的平衡。

上火是中国人最常用的“自我诊断”，但很多时候是错误的，必须明确的是：真正的上火，需要一定的体质基础。比如年轻人，体质很壮，能吃能睡，偶尔因为加班、熬夜、出差等情况的刺激，或者平时很少吃辣的，猛地吃多了。总之，是生活的节奏、饮食、心情突然改变了、打乱了，这个时候出现的长口疮、痤疮、嗓子疼、大便干等才可能是上火。而那些经常发生、持续很久的“上火”，要么是你自己诊断错误，要么就是这种火是需要补阴才能解决的“虚火”。

我见过一个女性，身体偏瘦，嘴唇也偏红，她特别容易上火，吃点饼干、干果、煎炸的食物就要起口疮，最严重的时候，连她从路边卖炸鸡的摊位前经过都会嗓子疼。为此，她吃过很多去火的药，但是不管用。

她真的有那么多火可上吗？其实不是，她的本质是阴虚，因为阴虚，稍微多一点的阳气对她就超过了阴所能平衡的限度，就构成了“火”。这类人如果只去火，不可能解决根本问题，去火药用得过度，还会折伤正常的阳气，最终迫使阴阳在低水平上将就着平衡。他们需要滋阴，把水补足了，再遇到热的东西就不至于“一点就着”了。

这种人可以用乌梅、麦冬泡茶，这两个药组合在一起，一个是酸味的，一个是甘味的，正好体现了中医说的“酸甘化阴”，可以化生阴液以滋阴。

因为它是酸性的，有收敛的作用。不管是腹泻无度，还是出汗太多，中医都会用到乌梅，就是借助它的收敛固涩作用。中国人传统的夏季饮料是乌梅汁，这是很有道理的，既能防止出汗太多，又能弥补汗多引起的消耗，因为乌梅是最好的补钾食物。

2013年的调查显示，中国人高血压高发的原因之一是吃盐过多而摄钾过少，中国人钾的平均摄入量还不到世界卫生组织要求的一半。而钾和食盐中的钠是可以互相置换的，可以将导致高血压的钠置换出来，所以，医学上现在非常提倡多吃钾，在食物中，香蕉、绿豆、橘子、梅子都是钾含量很高的食物，这些食物也都有降压作用。

有个成语叫“望梅止渴”，因为梅子是酸的，看了之后要流口水，渴就会缓解一些。如果从钾钠置换的角度上看，梅子之所以能止渴，是因为它置换出了引人感到口渴的钠，当然了，这不是通过望梅，而是通过吃梅、喝乌梅汁达到的。

夏天人们出汗多，会下意识地多吃盐，很多本身就口重的人，更有了多吃咸东西的理由，这无疑加重了心脏的负担。如果用钾代替盐效果就好很多，比如现在的低钠盐就是，只是很多人觉得这个盐没味道，不接受，那就不妨多喝点乌梅汁，也能帮助置换出摄入过多的钠盐。

暖女人养生茶

养阴生津麦冬乌梅茶

将麦冬和乌梅放到保温杯中。现在还有一种专门煲药茶的设备，插上电源可以持续保温，用它做麦冬乌梅茶也很好，因为麦冬和乌梅都是肉厚的为佳，而这种质地仅仅靠开水冲泡浸出的有效成分会很少，稍微加热一下才能更加高效。

三 益血活血的“三红汤”

有一款由三种红色的药物食物组成的汤方——“三红汤”，很值得向大家推荐。这个方子是一位著名老中医自己常用的，这位中医已年近八旬，身体非常好，还在出门诊，给患者看病。这和他平时的规律生活起居有关系，当然也有三红汤的功劳。

这个汤主要是补血养血的，其中包括能活血化瘀的山里红三四个，能补血养阴的红枣五六颗，滋补肝肾的枸杞十余粒。三红汤更适合秋冬，一是食材当令，一是秋冬更需要补血活血。

山里红就是山楂，有活血化瘀的效果，对于有瘀血、舌质颜色很暗、有瘀斑、有冠心病，甚至经常心绞痛的人很合适，而冬天是这些人的“高危季节”。

红枣健脾补血，它的价值不在于升高血红蛋白，而是帮助身体恢复自己的造血能力，同时和山楂一样都含有丰富的维生素C。

枸杞是补肝肾之阴的，眼睛总是干涩、用眼过度的人，比如每天都盯着电脑的人，尤其需要。山里红、红枣、枸杞这三种药食两用的食材组合起来，既能补气血，又能益肝肾之阴，因为都不是这两类药物里药力最猛的，所以更适合作为茶每天饮用，在无声中润物。

暖女人养生茶

益血活血三红汤

将山里红和红枣掰开，与枸杞一起用开水冲泡，每天用它代替茶，待泡到没什么味道，可以把剩下的食物吃掉。

四 温脾暖胃的“麦芽红茶”

这款“麦芽红茶”是为脾胃虚寒的人定制的，这种人在女性中很普遍，除了那种身体特别壮实，动不动就上火、大便干燥的人，其他人将它作为保健用茶非常合适，因为这款茶突出体现了中医保温、暖身的主旨。

有的人是老胃病了，肚子特别怕凉，吃凉的、受凉都会胃疼肚子疼，甚至会泻肚，但是，即便到医院检查，也多是给个浅表性胃炎、十二指肠溃疡的诊断，总之不是大病，或者没有明显的胃肠问题，但就是不能吃凉的，吃了就难受。这种情况下，专门吃药有些用力过度，适合用温脾暖胃的药茶调理。

麦芽红茶所需的食材就三种：炒麦芽、红茶、饴糖。

炒麦芽类似韩国大麦茶里的大麦，是炒过的粮食，只不过麦芽是发了芽的麦子，在药店里就能买到，因为它也是一种中药。粮食都是温性的，炒制之后性质更温了，既能温胃健脾，又能暖身。

红茶，也是炒制发酵过的茶，是茶叶里性质最温的一种。茶叶中，绿茶是最凉的，所以，脾胃虚寒的人喝了会胃疼，特别是空腹或冬天喝。乌龙茶，也就是我们常说的铁观音，是半发酵的，比绿茶性温，性质最热的还是红茶。红茶和炒麦芽配在一起也是为了增加这款药茶的温暖之效。

注意，这种茶一定要放饴糖，因为饴糖是所有糖里性质最温、最能暖胃的，这一点我在后面还要详细讲。

下午三四点，午餐的食物已经消化殆尽，很多脾胃虚弱的人这个时候开始胃疼了。这种疼是隐隐的、断断续续的疼，用手摁着，或者用热水袋温熨会舒服些，总之是典型的虚性疼痛的表现。这时候，喝一杯麦芽红茶，配上一片烤馒头片或烤面包片，吃下去胃里就会舒服些。有些老胃病，就是靠每天一片烤馒头片养好的。

烤馒头片的效果似炒麦芽的效果，因为烤和炒都是使食物脱水，脱了水的食物吃多了，一般人会上火，因为这些干燥、缺水的食物，进到胃肠后，会吸收胃肠里的水分使自己与环境达到平衡，身体缺水了，自然会上火。但是，对于脾胃虚寒的人来说，他们胃肠里的水分因为火力不足、蒸化不够，显得太多了，身体出现的很多症状就是因为无力温化水饮导致的。实在没有烤馒头片、烤面包片，苏打饼干也可以。只要是脱水的，最好是发酵过的食物，都会不同程度地带来温补的效果，对别人是上火，在他们就是温养了。

暖女人养生茶

温脾暖胃麦芽红茶

一勺麦芽，配同等量的红茶，再加上一勺饴糖，或者以自己的口感为准，用开水冲泡后就可以喝了。

五 这些中成药，可以当作保健品吃

下面的六种中成药，我在之前的《药房里买得到的传世名方》一书中详细地讲解过，它们都有着几百年甚至更长的历史，早被多个朝代的医生临床检验过。为了方便服用，变成了现在可以到药店就买得到的非处方药。

之所以有了这种可以自选的待遇，除了经过历史检验的是安全的外，还因为它们的组方是和缓的，除了针对疾病，还可以在剂量酌减后当作保健品服用。和现在市面上层出不穷的保健品相比，暂且不说其在安全性上的优势，这些药物更能针对中国人的体质特点。在下午这个喝茶时间，正是坐下来，用它们调补自己的时间。

如果服用这些中成药是以保健为目的，可以将说明书上的每天两次或者三次变成每天一次，剂量上相当于治疗剂量的三分之一就可以，贵在细水长流的坚持。

补脾类：补中益气丸、人参归脾丸、参苓白术丸、五苓散

这四种中成药都是补脾的，针对的是脾虚表现出的不同症状。

补中益气丸针对的人群是：容易疲劳、总觉得有气无力的，无论是站久了还是走路时间长了，甚至说话多了都觉得累，特别是下午，这种症状更明显。他们的身材可能是消瘦的，而且他们的瘦不是有力量的精瘦，而是肌肉无力，面色也发黄或偏白，总是气色不好。这种人适合把补中益气丸当保健药吃，因为他们的这种无力状态肯定不是一时半会儿的，可能从小就弱，可能是生病之后、上了年纪之后开始变弱。补中益气丸每天吃一次，可以坚持吃到虚弱症状

改善。

人参归脾丸也是针对脾虚的，但更适合脾虚的主要症状是失眠的人。他们多是脑力劳动者，或者是心思很重的人，总之是因为思劳而不是体力之劳导致的脾虚。除了失眠，也会有消化能力弱、容易疲劳等脾虚症状，但失眠是他们最主要的问题。

人参归脾丸不是安眠药，是通过补血安神来改变失眠状态，这是一个相对缓慢的过程，所以，不一定等到晚上睡觉前吃。如果情况不严重，可以吃治疗量的一半，坚持吃到睡眠情况改善为止。

参苓白术丸是这些补脾药中最平和的一种。过去中国三年困难时期，很多人因为营养不良而水肿，这个药是医生开给他们的补养药，借助的就是它能通过补脾而消肿的作用。如果你年过四十，总是面部胖胖的，喝了水就要小便，喝水之后还是觉得不解渴，可以用这个药试试。因为你的肿、喝了就尿，和困难时期的水肿一样都是因为脾虚，身体不会利用水了。这个药里有可以健脾的，还有可以利水的，相当于因为脾虚而有了“注水肉”的人的瘦身剂、皮肤紧致剂。参苓白术丸的药性很平和，脾虚的人可以长期吃。

五苓散和参苓白术丸的作用类似，也是针对脾虚引起的水肿，只是五苓散针对的人火力更弱一点，它的药性也比参苓白术丸热一些，但因为价格太便宜，很多药店没有，这个时候，不妨用参苓白术丸代替。

补肾类：六味地黄丸、五子衍宗丸

六味地黄丸是中医补肾阴的基础方，所有补肾阴的药方都是在它的基础上加减的。中医的“肾虚”不是“肾脏这个器官变虚”的意思，而是身体处于相对严重的一种虚损状态。但是，这种虚损可以不是全身同步的，有的人可能看上去很壮实，唯独胃肠虚弱，有慢性胃病、慢性肠炎，这种人的胃肠就可能提前处于“肾虚”状态。

所谓“肾虚”，就是虚损的这个脏腑的提前衰老、退化，而恶性肿瘤就是在这个退化基础上发生的。很多慢性胃炎、慢性肝炎，甚至常年咳嗽的人，最终会罹患癌症，就是那些器官在长期的慢性炎症中，细胞在不断的修复中出现了癌变。或者说，这种慢性的炎症，本身就是逐渐消耗，最终走向“肾虚”的过程。从这个角度上说，预防癌症，首先要抑制慢性炎症及它导致的虚损，而这，就是六味地黄丸的功能。在食管癌的研究中已经发现，食管癌癌前变时，通过服用六味地黄丸可以使癌变逆转，避免癌症的发生。

六味地黄丸是补肾阴的药，中医的肾气虚、肾阴虚的区别是程度上的，肾阴虚虚损得更加严重，所以补肾阴的药物补起肾来也更给力。相比来说，补肾气、温肾阳的药物类似给身体“助燃”；而补肾阴的药物，如六味地黄丸则是给身体“添柴”，更能补到根本上。

六味地黄丸最早是宋代名医钱乙开给孩子的，治疗孩子肾阴不足导致的发育迟缓，所以药性非常和缓。如果是以保健、防病为目的，每天可以服用治疗量的三分之一到二分之一。

我有一个熟人，肩关节因为劳损每年冬天都疼，为此，每天夜里得穿着棉袄睡觉，稍微着凉就能疼醒。我推荐他吃六味地黄丸，每天只吃一次，相当于治疗量的三分之一。他从立秋就开始吃，结果那个冬天，肩膀的疼痛好了很多，至少不用穿着棉袄睡觉了。六味地黄丸的说明书上，肯定没有治疗肩膀疼这一项，但他的肩膀疼是因为劳损，同样属于肾虚，因此服用六味地黄丸也就有了外行意想不到、内行情理之中的效果。

五子衍宗丸治疗的是小儿遗尿、男性不育，他们的病因都是肾虚。和六味地黄丸比，五子衍宗丸的性质更平和，更适合作为保健品吃，特别是女性，过了四十岁，夜尿多，或者一咳嗽、一笑就尿失禁的，这个药很合适，甚至可以作为预防用药。虽然这两种药说明书上写的功效相差很远，但因为针对的都是肾虚，所以殊途同归。

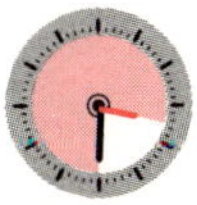

3:30 p.m.
悄悄做做“女人操”

既然说做操，就是每天的习惯，每天都要做，虽然不是大运动量训练，但长期坚持，就能改善身体功能，甚至改变身体结构，对于女性，特别是中国女性来说，尤其重要。中国女性的肌肉不给力，加上疏于锻炼和饮食节制，一味地追求苗条，很多女孩子身材并没有女性应有的韵味，这无论是对月经还是对未来的生育都是有隐患的。看似已经成形的身体结构，其实也是可以通过姿势的矫正来改变的。

一 趁人不备，偷偷提肛

中国女人到了四五十岁，甚至更年轻的时候，会出现一种难言之隐，就是憋不住尿，这在生了孩子的女性中更常见，典型的表现就是不能大笑，甚至不能咳嗽、不能快跑，一旦大笑、咳嗽或快跑，小便就要遗漏出来。我见过一个女人，她原来是个教师，四十几岁就提前退休了，当时她没说明理由，只说自己身体不好。退休回家之后，就再没走出过她住的单元，街坊都以为她好静，大门不出二门不迈。后来才知道，她之所以提前退休、之所以不出门，不是因为多严重的身体问题，就是“尿失禁”，走几步就要解小便，找不到厕所就只能遗尿在裤子里，必须不断换裤子。为了不让自己身上的异味让别人讨厌，她只好做了“宅女”。

她的身体很瘦弱，脸色也偏黄，是典型的脾气虚体质，这种“尿失禁”就是脾虚导致的。

从西医角度看，“尿失禁”是因为怀孕、分娩时女性的盆底肌肉因为过分牵拉而逐渐失去弹性。随着年龄的增加，雌激素分泌不足后肌肉的弹性同时也降低，于是在打喷嚏、咳嗽、大笑等导致腹压增高后，尿液就会不由自主地渗漏，也就是说，“尿失禁”是与排尿相关的肌肉无力所致。这个病，中国女性的发病率很高，中老年女性有30%~70%的人未能幸免。而在黑人女性中，这个病十分罕见，虽然她们的生育数量远在中国人之上。这个是可以理解的，我们看体育比赛也可以发现，黑人女运动员的肌肉明显要比中国女运动员发达，她们的屁股都挺翘的，就是因为肌肉有力。这是人种的差异，基因所致，所以“尿失禁”的出现还要归结为中国人的体质，其中主要的就是脾气虚。

其实，现在针对这种问题已经有了比较成熟的手术，可以对尿道局部进行处理，通过改变那里的结构控制排尿。而更加便捷的解决方式就是自己每天做提肛训练，这是中国女人从怀孕开始就该做的“女人操”，坚持下来就可以避免或改善“尿失禁”。

提肛训练不要等到尿失禁出现之后，如果你的母亲也有类似问题，你从怀孕开始就要做，因为这个病是有遗传性的，或者说，这种肌肉无力是由于你们家族相传的脾虚体质，因此要及早进行。而女人怀孕之后，盆底肌肉就开始被拉伸，孩子越大拉伸得越严重。肌肉就像皮筋，它的弹力是有限度的，因此肌肉会被拉伸得失去弹力，而提肛动作本身是人为的一个收缩肌肉的过程，这就避免了肌肉被过度拉伸而失去弹性。

暖女人这样做

私房提肛女人操

持续收缩盆底肌，自己感觉肛门随着收缩被提起，一次提肛2～6秒，然后松弛、休息2～6秒，再提肛。如此反复10～15次，每天训练3～8次或者更多。持续一两个月，局部的肌肉状态就可以改变。

二 女人最完美的腰臀比是（0.6～0.7）：1

女性最完美的腰臀比应该是（0.6～0.7）：1，除了纤腰之外，宽大的骨盆也很重要，这是由雌激素决定的。

雌激素从青春期开始分泌，此时，也是骨盆扩大、与男孩子有区别的时候。但这个时候也多是女孩子发胖的“第一期”，她们性意识初萌，知道美丽了，很多女孩子会开始减肥。如果这个时段的女孩子为了减肥或其他原因导致了营养不良，就会影响雌激素的分泌，一旦缺乏雌激素的充足刺激，就要影响骨盆的重塑。这样的女孩子，可能一直和男孩子一样，没有明显的胯部，是上下一样的“面条身材”，骨盆的发育始终停留在“亚男期”。虽然她们没了因为臀部宽大而穿不了牛仔裤的困扰，但等待她们的可能是妇科疾病，比如痛经，甚至不孕，这和盆腔器官的血液供应不足，引起盆腔瘀血有关系。过于窄小的骨盆更不利于盆腔血液的循环，这是很多中医妇科医生在多年的临床观察中发现的。

怎么知道你的骨盆是不是过于窄小呢？窄小之后又有什么补救办法呢？

首先，平躺在床上，双腿伸直，自然放松，这个时候，正常情况下两只脚的脚尖应该自然地朝外展开，如果两个脚尖不朝外而是朝里，一般都是骨盆偏窄。因为骨盆窄，对股骨头关节形成了限制，脚尖自然就要向里。这种人要经常做一些可以使骨盆打开的锻炼，尽量使骨盆松弛、变宽，也是为以后的孕育打基础。

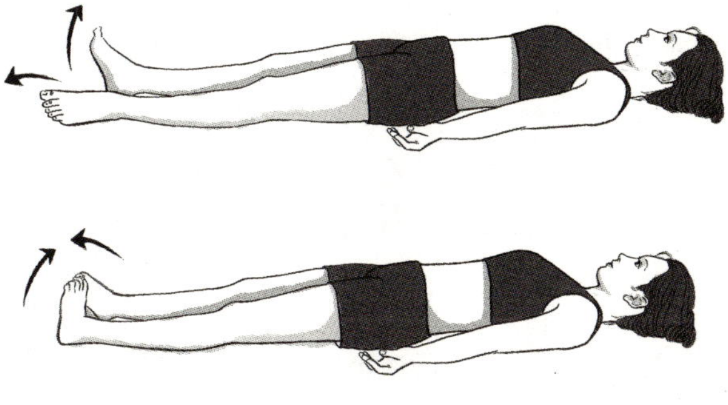

骨盆偏窄的人，平躺时脚尖朝里

如果下午你能拿出时间健身，可以针对这个问题进行锻炼。具体的办法是：双腿盘起来，两手扳住两个膝盖，用力掰向后外方，使髋部尽可能地打开。这个姿势最好是对着墙壁做，使膝盖尽可能低地压在墙壁上，以身体的力量向墙壁方向压，髋部在压迫下被动打开，这个时候会感到髋部因为抻拉而疼痛。就这样坚持几分钟，可以从最初的两分钟逐渐延长到十分钟。每天坚持，窄小髋部在这样的被动松动下会适当地宽松，而且在这个过程中，盆腔中的器官也得到了被动运动，血流的速度也会加快，对盆腔瘀血也会有所改善。

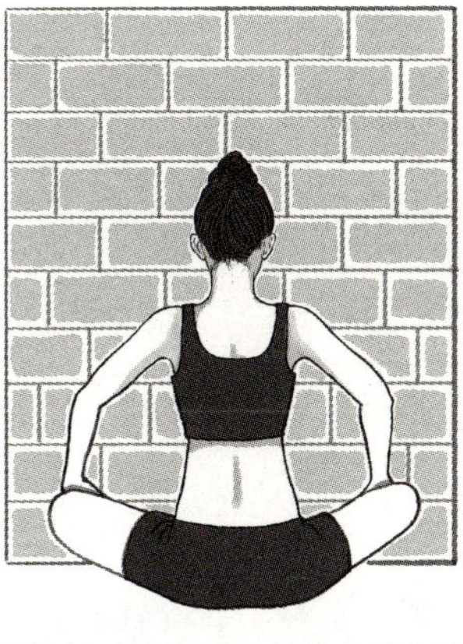

坚持做髋部抻拉运动，能够改善盆腔瘀血

4:00 p.m.
有些毛病，从这时开始……

中医有个名词，叫“日晡潮热”，说的是这个人每天定时发热，或者原本发热，到了一定的时间，发热加重、体温升高，好像潮汐一样，有定时的规律。这个固定的时间，多是下午3~5点。

比如感冒发热，上午可以很轻松，以为痊愈了，结果到下午这个时候，体温又上去了。按照一般规律，如果能几天下午都不发热，这次感冒或肺炎之类的呼吸道感染才算基本痊愈。

这是说急性感染引起的发热，还有的人没有任何感冒症状，就是每天下午开始发热，而且多是低热，体温不超过38摄氏度。如果这种情况持续超过一个星期，首先要排除一些疑难又隐藏的疾病，排除了这些疾病后的低热，可能是“功能性低热”。这就属于中医的气虚范畴，所谓“烦劳则张”，意思是劳累后加重，经过了一上午的忙碌，气虚的人累了，挺不住了，身体的问题就会显现出来，体温升高就是结果之一。

一 低热，浑身疼，没力气——要看看风湿免疫科

低热，体温总是在37～38摄氏度，而且到了下午更明显，人因此也变得没力气，浑身肌肉疼，这种情况多发生在四五十岁的女性身上，她们首先会想到感冒，因为感冒也会发热、身上疼。要不然就会想到更年期，更年期是很多找不到原因的症状的“筐”，随便什么都可以往里装，而这可能是很误事的。

四五十岁的女性出现低热是特别值得重视的，最先要排除这个年龄最容易出现的问题，而且是麻烦问题——免疫系统疾病，特别是当你在小医院，查了很久也没发现异常，或者只检查出白细胞降低，那就更要去综合医院的风湿免疫科看看了。

风湿免疫科，首先是看风湿的，比如风湿性关节炎、类风湿等，但这些病一般不难诊断，因为多少会在关节上有异常。更多的免疫性疾病症状不明显，或者说不典型，比如红斑狼疮、牛皮癣、干燥综合征、肺纤维化等，还有年轻男性更容易得的强直性脊柱炎，和风湿的发生有类似机制。但很多人是在普通科室转了一圈后才去的风湿免疫科，治疗多少都会被延误。

“红斑狼疮”女性更高发，而且可能突然发生。可能就是因为一次日晒，比如去海边度假回来，或者有一天太阳毒，出门没戴帽子、没打伞，回来脸上的斑点就明显了。这种斑点是蝶形的，确切地说，叫“蝶形红斑”，和一般的黄褐斑或日晒之后的其他斑点不同。长斑的同时还会伴有低热，37摄氏度以

上，又不到38摄氏度。

“干燥综合征”，顾名思义就是干燥，典型的是口干、眼干，但如果是在北方，很容易用空气干燥解释而被忽视。“干燥综合征”的干燥程度很严重，这种人吃馒头、饼干必须借助水，否则就咽不下去。更加严重的是，有人年轻时从来没去过口腔科，却在四十岁之后，突然一颗颗地长蛀牙了，也没吃糖之类腐蚀牙齿的食物。这就是因为唾液太少、缺少润滑和保护的结果，医学上称之为“猖獗龋”，很多人就是在看牙的时候，被发现患有干燥综合征的。

至于“强直性脊柱炎”，我所知道的至少有两个名人都得了这个病，一个是周杰伦，一个是张嘉译。这种病多发于中青年男性，他们最初的感觉就是腰背疼，因为这个症状很常见，容易和腰椎间盘突出、腰肌劳损混淆。但是，强直性脊柱炎的腰疼主要集中在下腰部，而且会在夜里特别是后半夜变得严重，起来活动一会儿又会减轻。如果你的腰疼没有劳累或者运动损伤可以解释，而又持续不缓解甚至加重，就要去风湿免疫科看看了。

风湿免疫科接诊的疾病多与免疫功能失调有关，而免疫系统失调至今仍旧是医学上的难点，这里的医生因此也具备了辨别疾病的更深功力。他们甚至可以被看作医院的一个分诊台，先在这里排除一些疾病之后再去其他科室，可能就会避免免疫性疾病的漏诊和误治。

二 身上超过四处难受时，多是因为虚

在排除了免疫系统疾病之后，还有很多人说难受，一说就是一串：头疼、胸痛、后背疼、胳膊也难受……如果难受超过四处，但是不发热，而且越闲的时候难受得越厉害，就要考虑可能是心病了，很可能是精神疾病的“躯体症状”，并不是这些难受的器官或部位出现了问题，最多可能只是功能的改变，而改变的原因是心理和精神。

浑身都不舒服，说疼不是疼，说麻不是麻。一会儿在头部，一会在后背，一会又浑身窜。这种感觉很多人都有，严重的可能还真的很像心脏病，发作的时候和心绞痛一样憋闷得要死。但是，就算赶在发作的时候做检查，也未必能发现异常，即便有些异常，比如冠状动脉狭窄或脑动脉硬化，也不至于引起那么严重的症状。就算是按真有这些疾病一样地吃药、输液，可以有所改善，但不会彻底好，而且这种情形还会持续很久。

这种情况一旦出现，先要检查一下不适的器官或部位，排除是否真的有病。如果发现是非器质性病变所致，就要想到心理或精神问题了。很多类似患者都是之前有过不愉快的经历，本身性格又比较内向，或者自觉不内向，平时也喜欢和别人倾诉，但无意中总是回避他最在意的，或者说最初引起他的问题的那件事情，最终形成了一个情结，这很可能就是身体超过四处不适的根源。在医学上，这都属于身心疾病的范畴，或者说，是精神疾病的躯体症状。通俗地讲，就是心里不痛快，心结没解开，积蓄时间久了，最终以身体不适作为突破口表现出来。

一般来说，疼痛分急性的、慢性的，能碰的、不能碰的。但凡急性的、一

碰就疼的，要么是炎症，要么有瘀血。比如说哪里发炎了、扭伤了、瘀血了，都是不能碰的疼。那种说不清具体位置又长久不愈的浑身疼痛，除了心理问题之外，还有一种可能就是体质虚。

说不清楚哪里疼但始终不好的疼痛，多在上了年纪的人，或者体质过早虚弱的人身上出现。他们每天抱怨不舒服，但并不是疼到不能忍，而且越是虚弱的人，毛病越多，浑身疼是常事，因为始终查不出问题，他们会被认为太娇气了、无病呻吟。其实他们也很无辜，他们之所以疼痛，或者说放大疼痛的感觉，是因为他们老了、虚了，如果从进化角度上看，是完全可以理解的。

我们的疼痛需要经过神经传递给大脑，传导疼痛的有两个系统，一个系统进化程度低一点，负责传递慢性的疼痛、弥漫性的疼痛；另一个系统进化程度高一点，可以抑制这种携带疼痛的信号的传递，甚至可以说，有点止痛的效果。

但是很遗憾，人体有个规律，越是进化程度高的器官和组织，退化就越早。当衰老、虚损袭来时，它们首当其冲。因此，这种身体自带的“止疼系统”可能较早就失去了功能，原本能传递疼痛的低级神经，就会肆无忌惮地变成主导，慢性的、弥漫性的疼痛就开始出现，身体对疼痛的敏感度也随之升高，原来身体好的时候、年轻的时候能忍受的疼痛，现在就感觉痛不欲生，常被认为是“无病呻吟”，事实上，这一切都是虚损惹的祸！

中医有“不通则痛”的说法，是因为血瘀会导致疼痛，那种疼多是不能碰的疼。其实，还有一种叫“不荣则痛”的疼痛，在《黄帝内经》中就有论述，是因为气血不足以荣养局部导致的虚性疼痛，这种疼则是绵绵的、长期的。《伤寒论》治疗疼痛的处方中，治疗虚性疼痛的占49%，其中典型的如桂枝加人参汤，是在桂枝汤的基础上加了人参。治疗的适应证是感冒之后，甚至感冒好了，但是身体长时间地疼痛不舒服，这些多是身体本身就虚弱的人，病缠绵难愈，通过补养之力才能止痛。

桂枝加人参汤的组方是：桂枝12克、党参15克、干姜9克、炙甘草12克、白术9克。仔细看这个方子，都是性质偏温热的药物，但其中没有一种是止疼药，之所以有止疼效果，是因为这些无病呻吟者的疼，是因为气血虚、不能濡养，类似营养不良的意思。而虚向来和寒连在一起，因为身体的活力是靠热量来维持的，虚了之后，产能就受限，寒便接踵而来。这个方子就是通过温热的补气养血药来补虚止疼的，也兼顾到了暖身、驱寒的效果，对于很多找不到原因的浑身长期、慢性疼痛都会有作用。

如果从进化角度上说，人参、桂枝都是补脾补肾的药物，它们可以抑制住因为虚损而早早到来的退化，在一定程度上恢复神经“止疼系统”的功能，那些看似无缘由的疼痛也就减轻了。

三 女歌手的慢性咽炎是因为身体欠暖

我认识一个网站高管，几乎每到下午都要发热，一般都是在37.6摄氏度左右。因为这个毛病，她做过检查，但没发现任何问题，最后医生给出的诊断是“功能性低热”。每当下午发热时，她就吃各种药名上有“清热”字样的中药退热，一开始还稍微有点效果，到后来基本是白吃，更重要的是，发热的同时还有难耐的疲劳。

还有一个著名歌手，是上过“春晚”的，因为长期用嗓子得了慢性咽炎，这是歌手、演员、教师的职业病。因为这个咽炎她找过很多医生，类似青果、胖大海之类的清热、治嗓子的药天天泡在茶杯里喝，但是无效，她又去找了我的同学，一位三甲医院的中医科主任。这位医生发现，除了嗓子疼、慢性咽炎，她特别怕冷，上台演出多是穿很薄的裙子，从台上下来必须要助理马上把大衣递上，稍微慢一点就要发脾气。

一开始，别人总觉得她是要大牌、难伺候，但她对医生说，他真的是觉得冷得受不了了才那样要求的。结合她怕冷，吃了寒凉的药物慢性而咽炎毫无起色等特点，再根据她的舌头颜色，医生断定，她的慢性咽炎不是因为热，而是因为虚和寒，必须用温热的药物暖着治。于是，给她开了一个与之前的药物性质完全相反的方子：肉桂5克、麦冬10克。这个看起来不起眼的小方子，居然把她的慢性咽炎治好了，而且随着症状的改善，方子最后精简成了只有一味肉桂。

肉桂，众所周知是性质温热的药物，是我们平时炖肉时常放的作料，一般都用在阳虚怕冷、脾胃虚寒的时候。如果一个人不是严重的虚寒，用肉桂是会上火的，会引起因为上火导致嗓子疼、咽炎。这就说明一个问题，同样是咽炎，但急慢性的性质是不同的，急性的、偶尔发作的咽炎，多是上火所致，适合用寒凉的药物去火治疗；但慢性的、长期不好的，多是虚性的甚至是寒性的。中医讲“久病无实”，意思是说，经过长期慢性的消耗，慢性病一般都是虚证的，这也是之前这个歌手用了寒凉的去火药没治好的原因。

用肉桂，其实借用的是中医特有的“甘温除热”的办法，通俗地讲，就是用温补的药物去掉貌似上火的虚热。肉桂就是一例，这个治法最经典的方子就是现在大家熟悉的补中益气丸。虽然它的说明书上写的是治疗“中气下陷所致的泻泄，症见体倦乏力、食少腹胀、便溏久泻、肛门下坠”，但事实上，这种下午才出现的功能性低热，在中医里同样是中气不足引起的，只不过不太理解中医原理的人不会活用而已。肉桂类似黄芪、白术等，都是性质甘温的，它们的作用就是帮助器官组织提高功能，改善功能性低热。

无论是功能性低热还是慢性咽炎，都会伴随明显的疲倦，而且可能时不时地会有自汗、口渴。患者一定是喜欢喝热水的，温度低的水他们会本能地抵触，这些都是内里虚寒导致的。对这种发热的治疗最忌讳用常规的清热药，必须以温药暖身，否则只会越治越严重，因为治反了、药性用反了。

四 保暖+休息：月经期的必备讲究

在这里特别说说月经期间的讲究。这个问题刚来月经的女孩子会比较在意，来的时间长了，特别是不准备生育或者生育之后的女性，对月经习以为常，往往忽略讲究，但由此引起的后患是很严重的。

之前常有人问我，经期能不能洗头洗澡？这显然是属于讲究、在意自己的人，答案自然是可以洗，这就和坐月子时也可以洗头洗澡的理由是一样的。以前中国人没有很好的保温措施，洗头洗澡会增加受凉的机会，无论是孕期还是经期，都是耗气、失血的时期，也都是身体免疫力最低的时候，而人体只要遇到寒冷，免疫力就会下降，无论男女。如果经期或者孕期遇寒，免疫力就有了双倍的下降理由，此时自然要生病，感冒发热还是轻的。

至于休息，不是要卧床休息，但是绝对不能剧烈地运动，否则会引起不孕，因为剧烈地运动会诱发子宫内膜异位症，这是导致不孕的主因。空姐、运动员，特别是体操、跳水运动员，罹患这一疾病的比例比普通人要高，和她们在月经期间的剧烈运动、体位改变有直接关系。

子宫内膜异位症就是子宫的内膜长到子宫外边的异常部位了，可能长在盆腔，可能长在直肠，甚至可能长在鼻腔中，总之有黏膜的地方都可能是它们落脚的地方。

我见过一个病例，患者每个月都要便血，一直怀疑是直肠癌，因为便血最多见的就是直肠癌，结果后来发现是子宫内膜异位症。因为每次来月经时便血严重，无奈之下只能手术切除了直肠。还有的人是每次月经时尿血，而且血量很大，加上严重的腹痛，最终只能切除“发动”月经的卵巢，才根治了这个顽疾。

之所以这些与子宫毫不相干甚至远离子宫的部位，会和月经一样按规律出血，就是因为子宫内膜“种植”到那里去了，而且还听命于卵巢发出的指令，所以会像月经一样规律出血，包括月经期间鼻子出血，在中医里很早就有记载，称之为“经血倒流”。

而导致子宫内膜到处乱跑、错误“种植”的原因很复杂，目前有研究认为，月经期间剧烈的运动是原因之一。因为月经期间，子宫内膜脱落，而输卵管和腹腔相是通的，子宫里的经血因此可以经输卵管倒流进入腹腔，使子宫内膜在腹腔内播撒。如果“种植”在卵巢上，随着每月的月经出血，但又排不出去，慢慢就形成了囊肿，这个囊肿一旦破裂，陈旧的积血很像巧克力的颜色，所以得名巧克力囊肿。囊肿的存在影响了卵子的排出，这就是这类患者很容易罹患不孕症的原因。

在临床上，70%～90%妇女有经血倒流的问题，仅有10%～15%患子宫内膜异位症，因为子宫内膜异位症还与遗传、免疫等其他因素相关。毕竟体位的改变、剧烈的运动是会成为这一疾病的诱因的，所以月经期间还是提倡休息，至少运动量不宜过大。

一旦出现子宫内膜异位，首先会影响卵巢的排卵，因为卵巢被异位的内膜包裹住了，卵子就算排出来，盆腔中遍布的异位内膜也会影响卵子的运行。这就需要通过手术清理异位的内膜，同时用药物控制，避免内膜再次在异位生长起来，然后抓住内膜没在异位长出来的机会受孕。

接下来的问题是：怎么知道自己是不是患有子宫内膜异位症呢？子宫内膜异位症最典型的症状就是痛经，并且是继发性的痛经，原先没有，后来逐渐出现而且不断加重的痛经。这个时候就有必要去医院做检查，通过手术或者药物治疗还是可以控制的，至少能给未孕者争取到生育的时机。

五 为什么"哭瞎双眼"的多是女人

经常听到"哭瞎双眼"的事情，而且很多确有其事，多是亲人罹难之后悲痛不已而导致"暴盲"。这从医学上也说得通，这种容易被"哭瞎的眼睛"，多是青光眼的急性发作，40岁以上的女人更多见。

这种因为哭而发作的青光眼，在医学上属于急性闭角型青光眼，女性发病率是男性的两倍，40岁以上的女性更多见。失明之所以和哭有关系，不是因为流泪过多，把眼睛"泡"瞎了，而是由于悲伤过度，情绪过于激动，瞳孔因此扩大，导致房角闭合，眼睛里的液体回流变差了，从而引起眼压急性升高，诱发了急性闭角型青光眼。这种人会在短时间内视野缩小、视力下降，甚至瞬间完全失明。按照这个原理，所有会引起瞳孔散大的事情都可能增加眼压，有的人甚至因为一次散瞳，或者是在黑暗中待久了，而诱发青光眼急性发作。

青光眼被称为"视力的小偷"，因为它在早期毫无症状，患者经常是在不知不觉中失去视力甚至失明的，特别是单只眼睛。因为有另一只眼睛的代偿，很多人甚至说不清自己是什么时候失明的。我见过一个例子，患者是一位女性，有一次洗澡，用手擦脸的时候把一只眼皮按住了，没及时睁开，她用睁开的那只眼睛看，才发现居然什么也看不到了，等那只被按住眼皮的眼睛睁开了，才看到东西。这个时候，她才知道有一只眼睛已经失明了，但是什么时候失明的她根本无从判断，如果没有这次洗澡，可能还要更晚些时候才会发现。

更加糟糕的是，青光眼一旦发生是没有办法逆转的，如果把青光眼的发展比作一列火车，医生能做的只是"刹车"，就是将病情控制在发现的那个时间，想逆转、想挽救视力往往很难，最多是不再恶化，所以，唯一的办法是早发现、早“刹车”。

这种会被哭瞎的眼睛在发病之前还是可以找出一点蛛丝马迹的，多是在傍晚或者光线暗的时候，大多是下午的五点钟左右、天色渐暗的时候，看灯时会出现彩虹一般的光环，这也称“虹视”，眼前还会有雾蒙蒙的感觉，同时，伴有眼睛发胀，鼻根部、眉弓部酸胀、有疼痛感。这一系列症状都是在傍晚出现或者加重，稍微休息后症状可以缓解。大概因为很多时候不是长期存在，而且会缓解，所以经常被忽视。

针对这种会致盲的眼病，一个很重要的提示就是家族性。如果家中有人已经罹患青光眼，就有遗传的可能。如果是女性，而且已经年过四十，又是个很容易情绪激动、情感脆弱的人，对青光眼的警惕就要加倍。及时到医院测测眼压是最好的发现办法，而眼压的测量是无创的，很方便。

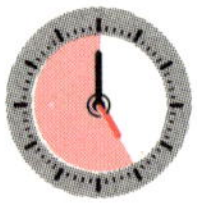

5:00 p.m.
下班回家

每天走一万步，是最有效的健身办法。其一，这个运动量可以有效地消耗每天多余的热量，不至于从点滴胖起；其二，一万步如果分布在每天的生活中，对任何人都不是一个负担，这样更便于你养成健康的习惯。效果是积累出来的，习惯是培养出来的，这两句话最适用于减肥了，因为减肥不是一日之功。

一 你有没有试着走路回家

说到运动锻炼，很多人会说没时间、没条件，其实这大多是借口。锻炼不一定非要办张昂贵的健身卡，穿上瑜伽服，也不用特意安排运动时间，每天上下班或者买菜购物的时间总有吧，距离近的直接走着去，距离远的开一段车、走一段，或者走到地铁站、公交站再坐车。这段走路的时间就可以充分消耗热量、锻炼肌肉，而且与单独安排的健身相比，这种融在生活细节中的锻炼更容易养成习惯，也更容易出效果。

英国的《每日邮报》报道过荷兰的一项研究成果：他们将18名19～24岁的人分为三组，一组静坐14小时，不运动；一组静坐13小时，剧烈运动1小时；一组静坐6小时，走4小时，站2小时。结果是：虽然后两组的能耗是一样的，但最后一组的胆固醇、血脂降低最多。研究者得出的结论是：每天剧烈运动1小时，并不能弥补静坐带来的对胰岛素的敏感性和血糖的负面影响，而用低强度活动来代替久坐，这些指标就可以改善。

我有个朋友，有颈椎病，很严重，找了很多医生，也用了各种办法，一直好好坏坏的。后来有个机会她喜欢上了走路，每天走一个小时，结果颈椎病居然好了。她很奇怪，走路只是锻炼腿部肌肉，怎么脖子上的问题也解决了？

道理很简单，运动提高的是整体水平，具体来说，运动促生了气血，增加了气血的运行，很多在安静时不开放的血管，运动的时候就开放了，以前因为血液过不去，或者因为血液中负氧离子不足产生的问题就随之解决了。而走路过程中，身体最大的肌肉群参与其中，对身体整体环境的改变也是最大的，包括颈椎乃至皮肤，都是运动惠及之处。

走路的目的首先是保证能量的消耗，解决现在所有人能量摄入过多的问题，这是走路要解决的基础问题。其次就是建构肌肉，因为肌肉不仅能帮你塑形，它还是健康的“储备库”，间接决定着你对抗“外敌”时的免疫力。

中医讲“脾主肌肉”，脾虚的人，身体各处的肌肉都是无力的：骨骼肌无力，会不禁重负；肠道肌肉无力，就会大便不成形；心肌无力，心脏泵血功能就弱，就会因为脑供血不足而经常犯困、头昏，心脏本身的功能也减弱，稍微运动就会胸闷、心慌……这些归根结底都是因为脾虚，缺乏运动。

反过来，肌肉无力或者因为不运动而肌肉萎缩、失用的人，更容易脾气虚。中医的脾气包括免疫功能，大家都有经验，身体再好的人，只要一卧床，抵抗力马上就下降，很容易感冒，发生各种感染。这就是因为肌肉不运动导致脾气虚了，所以运动和脾气或者说和免疫力是相辅相成的。

为此，坚持每天走路（最好是快走）就非常必要了。所谓快走，是要以感到腿部的肌肉绷紧甚至有些酸累为度，走的过程中尽量昂首挺胸，因为保持这个姿势就会要求身体的其他肌肉绷紧，对这些肌肉也是一种锻炼。

二 女人可以减肥，但绝不能掉肉

我在之前的那本《脾虚的女人老得快》一书中提到过：中国是个“脾虚大国”，脾虚是中国人最常见的体质。中国的传统文化中，一直崇尚的是动脑、思维，而不是运动。文人更受欢迎，而“肌肉男”“猛男”则是欧洲文化的标志，这些在中国向来被形容成“匹夫之勇”“一介武夫”，因此，肌肉不发达、肌肉张力不足也是中国人的体质特点，这一点在中国女人身上尤其明显。

中国女人很少有翘臀的，而且尿失禁的发病率也很高。尿失禁是膀胱扩约肌无力导致的，这个问题和生育有关系，但没有绝对关系。非洲女性的平均生育数量比我们多很多，但非洲女性少有这种尴尬出现，因为她们肌肉丰满、张力好。

也是因为肌肉的问题，中国是糖尿病的高发区，因为肌肉是血糖的“储备库”。

我们身体的40%都是肌肉，特别是四肢的骨骼肌，体积最大，所含的肌糖原数量也很可观，如果都动用起来存储血糖，血液中的血糖就可以降低了，这也是为什么糖尿病患者通过运动可以降低血糖。如果一个人有很好的肌肉储备，他罹患糖尿病的概率就会小很多，就算不幸被击中，也可以用这些储备的肌肉的运动来代替药物降糖。

我认识的一位糖尿病专家说，他去参加国际糖尿病学会，很意外地发现，中国的代表居然被请到了主席台上就座。这不是因为中国对糖尿病治疗有什么突破性进展，而是因为中国是“糖尿病大国”，而且是在很短的时间内就有了这么个“封号”，国际医学界对中国非重视不可。糖尿病的高发不全是饮食惹的祸，还与肌肉缺乏锻炼有关系。

肌肉中有肌糖原，肌肉运动时需要的能量就从这里获得，肌糖原储存的糖是有限的，用完后就要从血液中获取血糖。而血液里的血糖，是从我们吃进去的食物中获得的。肌肉一运动，肌糖原就把食物转化的血糖消耗了，所以血糖就会降下来，很多糖尿病患者吃饭之后血糖高，走半小时就降下来了，就是这个道理。如果一个人虽然不存在脂肪过多导致的“胰岛素抵抗”问题，但是很瘦，没有一点肌肉，这种人的降糖就只能靠药物，因为他们无法借助肌肉自身消耗血糖。

医学专家研究证实，98%以上的糖尿病患者的骨骼肌出现了弱化，这也是为什么糖尿病患者往往比一般人容易体弱乏力，走两步路就气喘吁吁，就是骨骼肌弱化的表现。当然了，这是糖尿病的结果，但很多人，特别是年轻时很少运动的女性，因为缺少锻炼，脾气虚，过早出现了骨骼肌的弱化，早早就弱不禁风了。于是，她们首先就多了一分罹患糖尿病的危险，与此同时，在得病之后，她们又会因为没有肌肉、缺少自身血糖的调剂能力，只能求助于降糖药。

《黄帝内经》中就说：“五七，阳明脉衰，面始焦，发始堕。”这里说的是女人，意思是，女人从35岁开始，面容就开始憔悴，头发就开始脱落。之所以特别提出35岁，是因为女人的生命周期是以7为倍数的，按照这个规律，35岁身体就开始走下坡路了。身体好的人可以到42岁仍旧不显老，身体虚弱的人可能28岁就未老先衰了……这些都和“阳明脉”有关系，阳明脉说的就是脾胃之经，就是脾气，换句话说，女人衰老与否，与她们的脾气盛衰有直接关系。从这个意义上说，女人过了35岁，可以减肥，但绝对不能掉肉，而且要有所侧重地锻炼肌肉，不仅为了塑身，还为了未来的健康。

三 最常见的“工伤”是肥胖

所谓“工伤”，就是因为工作而受伤。对现在更多的人来说，最常见的“工伤”是肥胖，而且是人越劳累、越忙碌越胖，这是因为你劳的是心，而不是力，你耗的是身体功能而不是身体的热量。用中医理论解释，你的劳累伤了脾气，脂肪就是脾气导致的废物堆积。

这种越累越胖的原因，金元时期的名医李东垣早就在他的《脾胃论》中清楚地提到了：“脾胃俱虚，则不能食而瘦。或少食而肥，虽肥而四肢不举，盖脾实而邪气盛也。”“少食而肥”说的就是那种“喝凉水都长肉”或者越累越胖的人，他们可能吃的并不多，但就是控制不住地胖。除了“少食而肥”之外，这种人还有一个特点就是肌肉无力，浑身上下松松垮垮的，所谓“肥而四肢不举”，不是肌肉多，而是脂肪多，所以运动起来仍旧无力，他们的脾虚和肥胖都是劳累所致。

这种过劳主要是心的过劳、思虑的过劳。中医五行中，火是生土的，火就是心，心被消耗太过，自然无力生土，心虚之后自然脾气虚。脾气虚，代谢能力弱，脂肪之类应该消耗出去的“脏东西”就要停在身体里，也可以称作“过劳肥”。这是当今最常见的一种肥胖，而且在忙碌之下，人一般是无暇管住嘴的，也更没时间迈开腿了，多是抓住什么吃什么，顾不上节制，更缺少锻炼，肥胖自然在所难免。

这种越累越胖的人，如果想减肥，要比吃出来的肥胖更难。越吃越胖的人只要节制了热量摄入、增加热量消耗，就能有效减肥。而这种因为虚而导致的肥胖，因为涉及脾气虚这个根本问题，是不可能通过单纯地节食、腹泻来改变的。脾气虚的人减肥，总是刚开始有效，很快就不明显了，或者体重很容易又反弹。

首先，纠正脾气虚这一“过劳肥”的根本，不是一朝一夕的事。其次，在减肥过程中，难免又因为错误减肥，比如腹泻、饥饿而再伤脾气，就算暂时减掉了一点，但脾气更虚了，只会加重日后的肥胖。

这类人的减肥要从调理生活方式开始，每天必须抽出时间运动，因为运动就是最好的健脾方法。与此同时，可以通过药物帮助，这些药物不是大黄之类的所谓减肥药，而是健脾药，补中益气丸、人参归脾丸、人参健脾丸之类的药物。虽然说明书上没有减肥这一项，但只要通过它们使脾气健运了，再恢复到正常作息，虚胖的问题就会逐渐改善。

四 每天走一万步就能不长胖

很多人都觉得减肥难实现，即便自己少吃了也多动了，也还是瘦不下来。其实，是因为你没有认真地将减肥的办法落实到细节。如果落实对了，至少可以让你不再长胖；如果对饮食稍加控制，瘦的效果很快就能出来。这个办法就是每天走一万步，看似很远的距离，如果你把它分在三个时间段进行，丝毫不会造成负担。

人体每天通过吃东西获得的总热量为1800～2000千卡，走一万步能消耗掉的热量是240～300千卡，所消耗的热量约等于总摄入热量的1/7。对于大多数人而言，正常生活起居所需消耗的热量为1500～1700千卡，每天走一万步，正好能将多余的热量消耗掉。也就是说，如果你能每天坚持走一万步，至少可以不让你再发胖，这是最低收益。如果在此基础上稍微控制下饮食，瘦是必然的。

按每步0.75米算，一般人走一万步长约7.5公里，普通人要走两个到两个半小时才能走完这一万步，尽管可以一次性走完一万步，但一次性走完的效果不如分段走好。所以，可以将一万步合理地分配在早、中、晚的不同时段，最好执行的就是上下班和晚饭后的时间，可以上班走两公里，下班走两公里，剩下的留到晚饭后完成。

两公里就是两千米，其实不算长，公交车一站的距离，一般是一公里，也就是一千米。上下班的过程中，留下两站的距离不开车也不坐车，变为步行，一天上下班的路上就完成了每天必须运动的60%；晚饭之后，再走三公里。这样的分段运动你不会感到负担，很容易形成习惯，而就在这样的习惯中，身体会一点点瘦下来。

之所以提倡走路，是因为它是有价值的有氧运动。通常情况下，有氧运动的标志是：心跳保持在最大心跳的60%左右，如果能维持30分钟以上，体内脂肪就会被动员起来为人体提供能量，这就有效地达到减肥健身的目的。至于走路的强度，最好是走路之后微微出汗，还可以自己测一下心率。一般来说，走路后心率+年龄=170左右比较合适，比如你40岁，走路后的心率最好能达到每分钟130次，这种程度的运动会使身体变暖。如果你本身体质偏寒，很多因为寒而出现的问题，会在这种“回暖”中减轻甚至消失。

6:30 p.m.
准备晚餐

现在的中国人很少有缺乏营养的，吃饭的目的除了充饥，还有就是怎么能使吃进去的营养更均衡，晚餐的价值也在这里。

因此，晚餐要体现的几个要点是：①热量低；②为前两顿饭缺少的营养元素“查漏补缺”；③利于消化，不让身体为消化晚餐再动用过多的能量，这也就是节约脾气。为了达到上述目的，要学会在晚餐中“造假”。

能用来“造假”、充数的食材是：杂粮、蔬菜、豆腐。它们不仅能充数，还包含了身体必需的维生素、钙质，虽然它们的组合是“全素斋”，但素的有道理、有底气。

一 晚饭之前吃什么——水果的新用场

一天吃一个水果是很多人的习惯，说是健康习惯也不为过，但是，一天吃一个水果，营养够吗？答案是不够，因为水果中的营养远比你想象的少很多。

很多人介绍自己保持苗条美丽的秘诀是，晚上不吃饭，只吃一个苹果，好像章子怡之前就这么说过。他们这样坚持的理由是：苹果中含有大量的维生素C，只吃水果既避免了吃饭过多导致的长胖，苹果中所含的维生素C还可以美容。

事实上，一个苹果无法补充够一天所需的维生素C。100克苹果所含的维生素C只有4毫克，而人一天所需的维生素C量应该在50～100毫克，而30毫克的维生素C，则是人体以天摄取维生素C的最少值。如果低于30毫克，身体就会缺乏维生素C，使部分功能无法正常运作，时间长了，甚至会出现坏血症。

也就是说，如果单靠苹果来补充维生素，一天要吃到800克苹果。暂且不说能不能吃得下，这800克苹果的热量就要达到4000千卡，远超过一个人一天所需食物的热量，这样就算把维生素C补足了，人也会很快吃成个胖子，而这，就是人们对水果认识的误区。

如果单单从维生素C的含量来评价，苹果，或者说大多数水果的营养价值都比蔬菜低。以我们常吃的油菜为例，100克油菜的维生素C含量可以达到36毫克，是同等重量苹果的九倍。

当然，水果也有它的价值。水果中所含的果胶对肠道有很好的保护作用，只不过水果的热量和所含营养相比的话，可取之处就不如蔬菜了。中国人吃水果的历史没有蔬菜长，因为经济条件的限制，水果在过去一直是奢侈品，一天吃一个水果几乎没多少人能做到。即便如此，中国人维生素C的摄取也不缺乏，原因就是我们吃了足够多的蔬菜。

不仅如此，蔬菜的热量远比水果低，这在现在这个热量摄取过剩的时代尤为重要。《中国居民膳食指南》中就提倡，每人每天可以吃500克左右的蔬菜，而且多多益善，蔬菜可以不限量，但水果提倡最多不超过200克，就是怕水果吃得过多造成热量过剩，把人吃成胖子。

从这要再说到维生素C的需要量，如果是在感冒期间，每天需摄取100~200毫克维生素C，才能增强身体的免疫力，对抗入侵的病毒。夏天炎热的天气和紫外线会消耗维生素C，维生素C的摄取量也应适当增加。

如果你把每天的水果改在晚饭之前吃，就有另外的效果了。除了补充必需的营养之外，水果是可以产生饱腹感的，可以使嗷嗷待哺的胃在晚饭时少吃进一点，这就有效地限制了热量的摄入。相反，如果你按照既往的习惯，在晚饭后吃，除非你在吃晚饭时少吃了一点，为吃水果预留了热量，否则，本身已经吃得饱饱的，再吃进一个热量也不低的水果，从总热量上看，无异于“买一送一”。从这一点上说，晚饭之前或者下午饥饿的时候吃水果，就比吃其他点心类茶点更能将水果的益处发挥到最大。

二 想暖身，把你家的白糖换成饴糖

中国人体质偏虚偏寒的多，特别是随着年龄的增长，这个特点尤为突出，而改善体质不是一日之功，但也不至于非得借助药物，生活的调理是最合适的，最直接的就是在饮食上下功夫。厨房中的食材、作料很多都是温性的，中国人很少用到薄荷、冰块这样性质偏凉的食材做作料，包括我们炖肉时，无论猪、牛、羊、鸡、鸭，加的肉料都是温性甚至是热性的，比如葱、姜、蒜、花椒、大料、肉桂、香叶、茴香、豆蔻。这些都是可以入药的，也大多能从药店买到。

中国人习惯加这样的肉料，不仅是调味问题，也是因为这些按照中医理论划分，都是温热的、归脾肾经。比如豆蔻是健脾化湿的，肉桂是温肾壮阳的，之所以要把这些热性的药物或者说食材加在炖肉中，因为肉类的消化是个很耗能的过程，身体或者说脾胃为了消化这些高蛋白的食物，要花力气，这些热性的肉料是在给脾胃系统增加能量，通俗地讲，有暖胃的效果。

糖也是厨房里常用的作料，同时也能入药，体质虚寒的人吃的中药很多时候最后一味是饴糖。特别需要注意的是，饴糖不是一般的糖，医生开在处方里，也绝对不是为了矫正药物的苦味。饴糖本身就是暖胃的药，专门治疗中焦虚寒。一些慢性胃病、慢性肠炎、慢性肝炎等消化系统的老病号，或者脾胃功能长期不好，吃点凉的就难受，吃多一点就消化不良的人，饴糖还会被重用，因为它的性质是温热的。

饴糖是大麦、米、玉米等多种粮食发酵而来的，里面主要的成分是麦芽糖，所以里面带有粮食的精华，性质是温的，这也就是其药用价值所在。而蔗糖，也就是我们平时吃的白糖、冰糖，甚至红糖，大多是从甘蔗、甜菜中提取的，它们的性质偏凉，虽然红糖会稍微好一些，但仍比不上饴糖的暖胃暖身效果。家里有脾胃虚寒的人，最好把你家的白糖、冰糖换成饴糖。

别小看饴糖这味药，中医有个名方叫“小建中汤”，出自东汉名医张仲景之手，也是现在中成药“温胃舒”的基础，里面的饴糖每剂药能用到30克的分量，超过了半两，和桂枝、芍药、甘草一起熬出的药汤泛着甜味，对因为劳累而导致的虚损非常有效。

之所以重用饴糖，是因为张仲景生活在汉灵帝后期的大疫流行期，那时朝政日非，村村举哀，户户号泣，人民体质被颠簸的生活消磨，虚寒很常见。张仲景用饴糖，为的是治疗虚损诸疾、纠正偏寒的体质。现在很多人到了秋天开始吃膏方，膏方都要用阿胶、鹿角胶、蜂蜜之类的收膏。对于脾胃虚弱的人，或者是孩子，最好用饴糖收膏，增加健脾作用。

饴糖可以到大一点的药店去买。饴糖呈淡黄色，像透明的琉璃，而且有粮食的香气，有硬质的和软质的两种，入药时，以软质的为好。

暖女人这样做

研磨肉料敷肚脐

肉料其实也是中医外用的药物，脾胃虚弱、一着凉就腹泻、大便常年不成形的人，可以将肉料研磨后，敷在肚脐上。只要皮肤耐受，可以晚上睡觉前敷上，早上起床时拿掉，或者每天将这些肉料研磨成细末后，填在肚脐上，之后用艾灸对着灸，使肉料本身的辛温气息透过脐静脉被身体吸收。别小看这种外治疗法，很多脾胃虚寒的症状可以明显改善。现在有专门针对孩子的“脐贴”，也是这个原理。针对脾胃不足、中焦有些虚寒的孩子，脐贴或者敷脐，都是给火力不足的脾胃、消化系统补补火。

三 怎么让你愉快地吃到七分饱

因为晚餐后很快就要睡觉了，热量无处消耗，所以晚饭吃多了最容易胖。这很明显，如果你试验一次，头一天晚上不吃饭，第二天早上称体重，多少都会减一点。但是，天天不吃晚餐不可能，减少晚餐长肉的办法有两个：一个办法是把晚餐提前到晚上6:30前后，这样距离晚上10点半左右的入睡还有一段距离，热量还有消耗的机会，另一个办法就是吃到七分饱。

从健康的角度看，晚餐最好吃到七分饱，如果你还想减肥，吃到五分饱就可以了。五分饱就是饥饿感基本消失，但还有明显的食欲，还是觉得食物很香很诱人，还想再吃一些，而且吃到五分饱到睡前可能稍微有点饿。

现在的问题是，怎么能在吃到七分饱的时候让自己住嘴？或者能比较轻松地就吃出了七分饱的感觉？这就需要在晚餐中“造假”，而粗粮是最好的“造假”原料。

说到减肥食物，如果让你在月饼和苏打饼干之间选一个，人们肯定多选苏打饼干，因为它不含糖、不含油。事实上，没糖没油的苏打饼干的热量，与月饼相差无几，同样是100克的重量，吃月饼和吃苏打饼干摄入的热量基本一致。

月饼的糖和油脂是它的热量的关键，而苏打饼干虽然不含糖和油，但是因为彻底脱水，100克苏打饼干是纯粹碳水化合物的“干货”，比同样是粮食做的馒头、面包热量高很多。相比之下，月饼是绵软的，里面含水，这个特点一下就拉平了它们的热量，甚至吃苏打饼干更容易吃多，因为不甜不油，不会像月饼似的吃一块就腻了，反而更容易长胖。

所以，选择低热量食物时，既要注意到糖和油这些热量高的元素，还要注意到食物的含水量，含水少了往往热量就高。比如水果相对来说算是热量低的，一旦变成果脯、干果，热量就要增加很多：100克葡萄的热量只有43千卡，但变成了葡萄干后，100克的热量就是350千卡，接近葡萄的10倍。

明白了这个原理，你的晚餐就要多“注水”了，而“注水”效果最好的就是杂粮，因为它的纤维素丰富。熬过腊八粥、杂粮粥的人都知道，为了使粮食、豆类尽快煮得软烂，一般都要提前泡上半天，一碗米，泡半天也涨不出多少，但是一碗杂粮，里面有豆和各种粗米，可以发得很明显，这就是纤维素的效果。这样熬出来的粥，比白米粥的热量低，因为其中有纤维素充数，喝下这样的粥，还可以继续在胃里充数，很容易有饱腹感，但它的热量远没有大米饭那么高。这种“偷梁换柱”的办法如果能坚持，比如，把每天晚餐的主食换成杂粮粥，就可以帮你在不知不觉中减肥了。

暖女人这样做

晚饭吃到七分饱

一般来说，吃饭吃到有撑胀感的时候，算成十分饱，正常的晚餐应该吃到七分饱。所谓七分饱，就是胃还没有觉得胀起来，没有负担感，但是食欲已经减弱了，好吃的东西不那么香了，只是还是忍不住地想再吃几口，如果这个时候不吃了，把食物拿走，也不觉得遗憾，而且晚上睡前不会觉得饿。

四 喝粥是中国人的养生智慧

人的体质与饮食习惯是互相影响和造就的。中国人喜欢喝粥，而欧洲人爱吃意大利面，就是典型的例子。

联合国规定的长寿地区标准是：每百万人口中有百岁老人75位。而在江苏如皋市的145万人口中，百岁老人已达172位，90岁以上的老人更超过4000位。对这一现象，专家认为，与如皋地区“二粥一饭”的独特饮食习惯有关，如皋百岁老人中有74%的人每天早晚用粥做主食。而欧美的著名足球队，意大利面是他们上阵前必吃的。这不仅仅是习惯问题，更是体质所需，甚至是基因决定的，喝粥算得上中国人的养生智慧。

对糖尿病患者来说，大米粥要尽量少喝，因为它的升糖指数太高了，喝下去之后，血糖马上就升上去。之所以如此，就是因为粥好吸收，这对糖尿病患者来说是缺陷，但也恰恰是中国人体质所需，中国人脾虚的很多，脾虚就是吸收消化功能弱，而粥的消化吸收迅速的特点，正帮助脾虚者节省了脾气，是中国人重要而独特的养生智慧。

而意大利面的特点就是筋道，煮不烂，也是因为这个，它的升糖指数没有大米粥那么高，因为胃肠磨碎吸收很费劲，这就拖后了它转化为糖分的时间。但意大利面的热量远高于粥，它甚至是欧洲一些足球队开赛前的主食，因为运动员需要高热量，而且运动员没有脾虚的，他们都是肌肉力量好的人，否则也就承受不了剧烈的比赛。对他们来说，消化意大利面或者质地同等坚硬的食物自然也不在话下。

人生病之后，医生会嘱咐病人吃容易消化的食物，无论中西医，手术前后一般会要求病人吃“流食”“半流食”。“流食”无非就是把食物做成粥的样子，道理等同于中医的“糜粥调养”。

中国的粥，4000年前的先人们就开始食用，2500年前已经开始做药用了。《史记·扁鹊仓公列传》载有西汉名医淳于意（就是仓公）用“火齐粥”治齐王病。汉代医圣张仲景在他的《伤寒论》中说：“桂枝汤，服已须臾，啜热稀粥一升余，以助药力。”之所以粥能药用，也是因为喝粥可以照顾甚至呵护体虚人的元气。

因此，只要你不是运动员，运动量不是很大，或者说本身就有脾虚的问题（最典型的表现是大便不成形、容易疲劳、舌质胖有齿痕，有这三个问题的人一般都有脾虚），最适合经常用粥代替饭。

这个粥不是简单的大米粥，最好是杂粮粥。一来保证各种微量元素、矿物质及纤维素的摄入，二来杂粮多是全谷的，没有精细加工，这是它的优点，但也有难以消化吸收的问题，而做成粥之后就扬长避短了。

虽然是粥，但也不能只含有碳水化合物，还应该含有蛋白质、维生素C，可以做成瘦肉粥、鸡茸粥、菠菜粥等。总之是将鱼、肉、蛋和蔬菜剁碎加在粥里，不仅营养全面还能节省脾气。如果说一定要在生活中补脾养脾，将脂肪、蛋白质、碳水化合物这三大营养物质以粥的形式呈现，是最可操作的日常补脾之法。

五 杂粮粥里一定不能缺黑芝麻

需要注意的是，能吃饱了肚子减肥的“杂粮粥”，要杂得有讲究，不是越杂越好，而要杂得有重点。除各种豆类粗粮之外，黑芝麻是不能缺少的，因为它含有脂肪，可以帮助吸收杂粮粥中含有的维生素E等脂溶性维生素，否则吃再杂的粮食获得的营养也是雷同的。

《中国居民膳食指南》中提倡，一天的主食中，有三分之一左右为杂粮是最健康的。第一，因为杂粮花样多，能保证每天主食的摄入达到500克上下；第二，杂粮含有的纤维素多，热量比白米白面要低。于是很多人为了这个“杂”大费脑筋，红豆、绿豆、芸豆、糙米、紫米、黑米等，好像不这么杂就失去了价值。

事实上，这些杂粮的营养成分是雷同的，含的脂肪很少，含的脂溶性维生素也少，就算再杂，仍旧不能弥补脂溶性维生素的不足，特别是当你吃杂粮的同时还很少吃肉，基本是素食，这个问题就严重了，脂溶性维生素的缺乏会带来很多问题，也是另一种营养不良。所以，最好在杂粮粥里加上点黑芝麻、核桃之类的。它们富含维生素E，而且本身含脂肪，除了能帮助自身维生素E的吸收，还能帮助吸收其他杂粮中的维生素E，因此，添了黑芝麻、核桃的杂粮粥营养就更全面了。

暖女人这样做

每天一碗杂粮糊

为了方便，还可以把杂粮粥变成“杂粮糊”。用豆浆机将杂粮、黑芝麻、核桃一起打成糊（一勺黑芝麻、两个核桃即可）。因为加了黑芝麻、核桃，所以吃起来很香，同时因为加工细，吸收起来更容易，彻底规避了杂粮纤维素多、伤胃的弊端。

六 奶白汤和清汤哪个更有营养

晚餐，中国人喜欢喝粥喝汤，有汤有粥的晚餐更能体现家的温暖，于是现在更多的人讲究煲汤进补。问题来了，奶白色的浓汤和清汤哪种更有营养？很多人会选前者，总觉得看着就养人，其实不然，这个“养人”的概念是以前留下来的习惯。奶白色的汤之所以呈奶白色，之所以浓，是因为其中多了脂肪，过去日子苦，饭菜里没有油水，脂肪是好东西，有油的汤才有营养。但对大多数人来说，脂肪早就不是他们缺少的营养了，甚至很多疾病都是脂肪过多导致的，脂肪对现代人来说，远没有蛋白质有价值，而看上去寡淡的清汤，是富含蛋白质而少含脂肪的，所以比奶白的浓汤更健康，更适合现代人的营养需求。

汤能变成奶白色，就是因为里面多了脂肪。这个奶白色是汤里的蛋白质包在了脂肪粒外边，然后均匀地分布在水中，这在生化学上称为“乳化”，由此发生了光的散射，汤就有了奶白色的视觉效果。也就是说，要想汤变得奶白，只有蛋白质是不够的，很瘦的肉是熬不出奶白汤的，必须有脂肪帮助完成这种“乳化”，而且脂肪越多，这个乳化颗粒越多，越容易熬成奶白色的浓汤。

最典型的是鲫鱼汤，一定要先用油炸一下鲫鱼，再放水熬，这样汤才是奶白的。如果直接用鲫鱼加水煮汤，怎么煮也出不来奶白色，因为鲫鱼本身脂肪很少，主要含的是容易消化的蛋白质，如果不是额外加油，是不可能熬出看上去很补的浓汤的，但这样的鲫鱼汤已经使鲫鱼低脂肪、高蛋白的优势丧失了不少。

过去的产妇坐月子，都要喝老母鸡熬的汤，原因之一就是老母鸡一般都很肥，肉又很老，很经熬。煲煮的过程中，鸡肉里的脂肪颗粒不断被持续沸腾的水打散，不能聚集在一起，这个时候，鸡肉上溶解下来的蛋白质就可以包裹上这些脂肪粒，一锅浓汤就煲出来了。

过去物质匮乏，产妇的能量消耗又大，脂肪对她们是很珍贵的，所以高脂肪的汤对她们自然有补的意义。现在，人们即便不专门吃脂肪，食物中带有的脂肪也往往超标，如果再多喝脂肪含量很高的奶白汤，就有热量过剩的问题，喝汤也能把人喝胖，这种补养就有了副作用。

如果你喝的浓汤还是餐馆里买的，那就更要小心，因为加入植物末的汤也会变浓。但是植物末中含有氢化植物油，现在证明，氢化植物油对身体的危害超过动物脂肪，喝了含有这种添加剂的汤就更是弊大于利了。

喝汤除了追求味道，无非还想获得营养，明白了上述道理，最好选清汤而非奶白汤，特别是冷冻了之后有凝固出来的清汤，那是蛋白质产生的，说明这种汤中的蛋白质含量高。

相反，如果这锅汤冷却凝固了之后，只是上面有一层白油，下面是稀稀的没有凝固的汤，很可能就是一锅油汤，而且脂肪还比蛋白质多，这样的汤自然营养价值不高，因为它上面的浮油，一般人都会抵触；但看上去很浓、很补的奶白汤就很容易让人误解，至少忽略了其中的脂肪含量，其实奶白汤所含的脂肪并不比上面漂着浮油的汤低多少，而脂肪绝对不是现代人所需补充的营养。

七 木耳棒骨汤：杨绛先生的“长寿汤”

木耳和棒骨熬的汤是杨绛先生的最爱，生活上无其他嗜好的杨先生，每天唯一讲究的就是喝这种汤。她百岁高龄仍头脑清晰、身体健康，除了心胸的豁达，这个汤也是有贡献的。

棒骨里是有骨髓的，骨髓在中医里在补阴重剂时才用得到。元代朱丹溪首创的补阴重剂大补阴丸就是。这个方子中，重用了熟地黄、龟板两个力量最大的补阴药以滋阴，同时用黄檗、知母降阴虚导致的虚火，为了加重效果，还用到了猪骨髓。这个方子针对的是因为疾病或者劳累导致的阴虚，阴虚到这种程度时，人会有手脚心热、失眠、健忘、腰酸腿软、耳鸣头晕、头发早白等很多阴虚的典型症状，到这个程度已经是对生命的耗竭或者说是对寿命的缩短，为此才要用重剂补阴药来挽回。

中医讲究阴阳，具体到身体，阴是阳的基础，阴比阳原始，补阴的时候选用的比如骨髓、紫河车（人的胎盘）、阿胶等就是动物组织中进化程度比较原始的，更切合于中医“阴”的层次，或者说对阴这个生命基础的补养更到位，力量也更足。

木耳棒骨汤中的棒骨起的就是补阴的作用，只不过这种补阴没有药物的力量那么大，但作为食物，这点力量作为保养已经足够了。中国人有喝骨头汤的习惯，就是因为喝骨头汤可以补阴，而阴虚是对寿命最直接的打击。杨绛先生也许并未在意这些，但喝棒骨汤补养身体在医理上绝对是说得通的。

木耳是菌类，因此有菌类食物具备的一切优点，比如增强免疫力等。更重要的是，木耳是植物性的食物，和棒骨配在一起是典型的“荤素搭配”。

如果只是棒骨炖汤，其中含有的胆固醇就会毫无保留地被身体吸收。但现在配了木耳，木耳中含有的植物固醇和胆固醇长得很像，它进入体内之后，就可以把原本要接收胆固醇的受体“抢占”了，等胆固醇进来时因为没有可以接收它的位置，只能被排出体外，这也是包括木耳在内的很多植物类食物可以降低胆固醇的原因。木耳和棒骨配在一起熬汤，规避了胆固醇高的弊端，把骨髓补阴的好处发挥到了极致，而且木耳也属于补阴类，与骨髓的补阴效果相得益彰。

八 蔬菜到底该生吃还是熟吃

晚餐的一个重要职能，是补充白天没吃到的营养，杂粮是一个，另一个就是蔬菜。晚餐正好可以多吃蔬菜，而且能比较合理地吃蔬菜。

很多人为了保证蔬菜的新鲜，选择生吃蔬菜，他们觉得，生蔬菜中所含的维生素C比熟蔬菜多。事实上，熟吃蔬菜才是最佳选择。中国人习惯熟吃蔬菜，而且我们每天摄取的维生素C是足够甚至超过标准的，而生吃蔬菜要面临几个问题。

其一，生吃蔬菜的量，肯定比熟吃的少。《中国居民膳食营养素参考摄入量》上提倡每天摄入一斤蔬菜，就是指生的，如果做熟了，一斤蔬菜没多少，一般人都能吃够，但如果是生的，毛毛扎扎的一大堆，加上没味道，未必全能咽下去。虽然烹调过程中维生素要损失，但只要吃够一斤，最终身体吸收的维生素仍旧是满足每天身体需要的，这个摄入量在设计之初就已经考虑到了熟吃时维生素的损失问题，才给出了一斤的菜量。

熟吃的蔬菜虽然维生素有损失，但因为吃的量比较大，最后所得也比生吃但吃得少所获得的维生素C要多。在多项调查中发现，中国人的各种营养素中，维生素C并不缺乏，甚至超过规定标准，这就和我们习惯于熟吃蔬菜有直接关系，必须承认，熟吃蔬菜是个好习惯。更何况，蔬菜中的一些营养素也是需要做熟之后才能被吸收的，比如胡萝卜素、番茄红素，这两个物质现在被认为抗氧化效果非常好，能很好地防癌、抗衰老，但胡萝卜和西红柿必须做熟了之后，其中的这两种物质才能被人体吸收。

另一个问题是，生吃蔬菜的时候很多人感觉胃里凉，不舒服，这是中国人的体质特点决定的，我们毕竟不像欧美那样的食肉民族，而之前的营养学是在欧美人体质上形成的，所以没有照顾到中国人的体质特点。

之所以胃里会有发凉的感觉，是因为人体在消化食物时，先要把食物预热到与体温相当，这个时候体内的消化酶才开始去消化食物，本身温度很低而且含水量很高的蔬菜，预热时需要很多的能量。如果这个人本身已经是能量不足，比如平时就经常觉得胃里发凉、怕冷怕风，让他的胃再去“加工”这些生的蔬菜，能量的消耗就又要增加，肯定会消化不良在前、本身能量损耗在后，也就是中医说的“脾胃虚寒”。这是中国人体质中最常见的，它甚至是很多慢性病的基础，非要让有如此体质特点的人勉为其难地消化生的蔬菜，而且所获的营养比熟吃的蔬菜还要少，很不值得。

为了尽量保留蔬菜的营养，做熟蔬菜的方式应尽量简单，简单地用水焯一下是最好的办法，或者是蒸煮，总之比煎、炸、炒都要好得多。一来因为温度低营养损失少，二来兼顾到了暖胃的效果，而且因为不放油，热量控制住了，不至于以吃素为名却吃出了荤菜的恶果。

九 牛奶、豆浆、豆制品，到底哪个更补钙

补钙是老生常谈的话题，特别是女人，到了更年期，缺钙引发的问题就接踵而来，因此，人们都知道要提前补钙，但补钙到底是喝牛奶好还是喝豆浆好，一直有争议。如果单从补钙的角度看，牛奶是优于豆浆的，因为牛奶里有能帮助钙质吸收的乳糖，而且，豆浆本身的含钙量并不高，吃豆制品能补钙的原因，不是因为黄豆本身含钙多，而是因为做豆腐、豆制品时添加的“点”豆腐的凝固剂的含钙量很高，如果单从补钙的角度看，喝豆浆自然不如喝牛奶。

牛奶中含有乳糖，我们喝牛奶时即便不放糖，也会有微微的甜味，那就是乳糖产生的作用。乳糖可以和钙质结合，形成更易溶解、更容易被吸收的乳酸钙，这就使牛奶的钙的配比更适合身体的吸收。只可惜，中国人对乳糖不耐受的多，典型的表现就是喝牛奶之后肚子疼、泻肚甚至呕吐。这在黑色人种及黄色人种里非常普遍，绝大部分人在婴儿时期都是可以吸收乳糖的，但是断奶之后就可能出现乳糖不耐受、乳糖酶缺乏，而且随着年龄的增长比例增加，岁数越大，这个问题越严重。

如果这种人想从牛奶中获取钙质，最简单的办法就是喝酸奶，因为经过发酵之后，酸奶的乳糖已有20%～30%被降解，易于消化吸收。另外一个办法就是进行负荷性恢复训练，简单地说，就是少量多次地喝牛奶，就算你是乳糖酶缺乏的人，每次喝120毫升牛奶也还是可以耐受的，这个量相当于半袋牛奶的量。如果不耐受，还可以喝更少的量，适应之后逐渐加量，而且最好和其他食物一起吃，不要空腹，逐渐就会恢复到能喝奶的程度。相反，越不喝越不耐受，乳糖酶的产生就会越来越少。

除此之外，吃豆制品也是补钙的好途径。但注意，这个豆制品不包括豆浆，因为大豆本身含钙量并不算高，100克干大豆只含有191毫克的钙，而牛奶是100毫升就含100毫克钙。我们一天需要的钙是800～1000毫克，两袋牛奶就达到了每天所需的一半，如果是黄豆，除非吃400克干黄豆，但这几乎不可能。

但是，把大豆加工成豆腐时，要加7～8倍的水，稀释之后做成的豆腐，100克里的钙含量竟然能达到164毫克，为什么稀释之后钙的含量反而高了？这是因为做豆腐时，为了让豆浆凝固而用的卤水或石膏里面含有许多钙离子，豆腐、豆腐皮、豆腐干等豆制品的最终钙含量高，与这些凝固剂的使用量有关，这也是“老”豆腐的钙含量要多于“嫩”豆腐的原因。由此可见，那种特别嫩的内酯豆腐含钙很低，因为它用的凝固剂是不含钙的葡萄糖酸内酯，每100克内酯豆腐仅含钙17毫克，是普通豆腐的十分之一。所以，凡是没用过含钙凝固剂的豆制品的含钙量都不会特别高，豆浆就是一例。明白了这个道理，晚餐的时候多吃豆制品，不仅热量低，而且还能补充足够的钙。说到这里，必须强调，豆浆仍旧值得推荐，因为它除了含钙，还有蛋白质，而且是优质蛋白质，对于平时吃得很素甚至是特意吃素的人，豆浆是重要的蛋白质来源，蛋白质的重要性远在补钙之上。

8:00 p.m.
睡前准备

《黄帝内经》曰:“故阳气者，一日而主外，平旦人气生，日中而阳气隆，日西而阳气已虚，气门乃闭。是故暮而收拒，无扰筋骨，无见雾露，反此三时，形乃困薄。”如果刻板地从字面上理解，很容易推演出晚上不宜运动的结论，因为运动会伤阳气。

事实上，只要你处在运动中，而且保持微微有汗的程度，这个时候阳气就已经被振奋、调遣出来，足以形成一道屏障，应对日落后渐低的气温是足够的，至少不会因为受寒而伤及阳气。如果以保护阳气为名，将晚上这仅有的运动机会也错过了，长期的静止就会使阳气因为缺少振奋而过早衰弱。

一 晚上运动会伤阳气吗

晚饭后，应该是个运动的机会，特别是对上班族。第一，大家白天基本上没时间运动，晚上正好可以补上；第二，晚饭吃的东西最好能在睡觉前尽量消耗掉，避免发胖，毕竟中国人晚餐会更丰盛一些；第三，晚饭后出去运动，也减少了坐在电视前吃零食的机会，这也许更重要。于是，问题来了，晚上运动会不会伤阳气？之所以有这样的疑问，是因为人们知道，太阳下山后阴气渐盛，此时运动会不会伤了阳气？

这个担心有道理，但没有必要，因为你只要运动了，而且在运动时注意保暖，身体在运动时调遣出的阳气，足以抗击外来的寒邪，或者说阴气。

还有朋友问我类似的问题：长期游泳会不会生湿？其实，生不生湿和是否经常泡在水里没关系，关键要看水温和你待在水里的状态，如果是冷水，你又静止其中，就有可能生湿。因为所谓湿，是身体功能下降，导致代谢废物不能排出，而寒是最有损身体功能的，生湿多是受寒引起的。

游泳是现在很提倡的一种运动方式，因为游泳时脊柱是不承重的，因此能恢复颈椎、腰椎的功能。颈椎、腰椎的问题，是人直立行走付出的代价，游泳时身体是放平的，而且借助水的浮力，整个脊柱可以摆脱压力恢复一下，这是游泳的另一个健身价值。如果水温过低，你又仅仅是站在水里不动，像农民在水田或池塘中劳作，或者像电影里旧社会的水牢，被囚禁在冷水里，长期的低温静止肯定要出问题，包括关节甚至消化系统。如果看中医，一般都属于“寒湿”。

寒湿中，寒非常重要，因为寒会使身体功能受损倒退，湿就是功能倒退带来的恶果，可以说，如果没有寒，湿就很难伤人，很多患关节疾病的人需要用药浴的方式治疗，或者每天晚上用药泡脚。药浴也有水，这么长期泡不仅不生湿反而还去湿，就是因为药浴的水温度比较高，对身体是一种养护。

所以，无论是游泳还是晚上健身，只要你在运动，而且运动出汗后没有直接受凉，就不会有伤阳气、生湿的问题，而且比一天都不运动要积极得多。

二 “晚上吃姜赛砒霜”正确吗

民间有句俗话：“晚上吃姜赛砒霜。”之所以有这个说法，是因为姜是热性的，吃了会兴奋，会上火。事实上，晚上吃的很多药，热性比姜高多了，不仅没死人还有了药效。相比这个说法，“上床萝卜下床姜”可能更合理一些。

上床前吃萝卜，是为了避免吃得太饱，胃肠拥滞，特别是孩子，因为负责免疫功能的淋巴结在小肠周围就有很多，叫肠系膜淋巴结，一旦过饱，肠道被过度充盈，会影响到这些淋巴结的功能，免疫力会受到影响，这也是孩子一吃撑就会感冒的原因。

吃萝卜，当然是白萝卜之类有辣味的萝卜，而不是胡萝卜，无非是帮助消化，帮助胃肠排空。如果你能保证晚餐六七分饱，睡前什么也不吃，吃萝卜也就没必要了。“想长寿，腹常清”等说法无非也是这个道理。

下床时候吃姜，主要是为了保暖，对中国人这种火力不旺的体质来说，保暖是最重要的养生，姜显然能弥补受寒带来的后患。很多老中医早餐时用姜做小菜，就是为了借助姜的御寒作用，这个御寒还包括对胃肠道的提前保护，避免因为受寒而脾胃功能受损。

如果你是个脾胃虚寒甚至肾阳虚的人，姜是必备的，最好每天做饭的时候都用到，包括晚餐，因为以你虚寒的体质，那点姜根本不可能导致人们担忧的兴奋和上火。这类人如果看中医，医生很可能会给他们开附子理中丸、金匮肾气丸，而且要每天三次，早中晚的服用，否则不能改善怕冷、早衰的问题。这些药中的附子、肉桂，哪种的热性都比姜高多了，正常人、阳气不虚的人吃了会上火、流鼻血，但虚寒的人吃了会觉得很舒服，如果是这样，晚上吃点姜又算什么呢？从改变虚寒的角度上说，晚上那点姜都嫌力量不足，医生甚至会让你把鲜姜晒干了变成干姜，来提高身体的火力。当然了，如果你火力很旺，最近又在感冒，嗓子已经红肿疼痛，或者皮肤上起了痘痘，颜色还发红，姜自然要少吃甚至不吃，而且不仅是晚上不吃，白天也不适合吃。

同样，如果你的晚餐本身吃的就是蔬菜，没什么油腻，又是半饱状态，就没必要追加一个萝卜。只有那种晚餐吃多了油水、自己都觉得饱胀的人，萝卜能帮助消化的功效才显得重要。其实，未必仅有萝卜，所有能消食的药物都与萝卜有同样效果，都能让胃肠尽量排空。而失眠的人，除非你是因为吃饱了撑得睡不着，类似中医讲的属于“胃不和则卧不安”那一类，吃萝卜会有帮助睡眠的效果；如果你是因为脾虚，心血不足以养心神而失眠，萝卜只会帮倒忙。

三 哪种营养面膜真能帮到你

晚上洗漱完毕，做个面膜是很多女人的保养习惯，而且，她们将自己皮肤好的梦想全权托付给面膜。有些人会把新鲜的水果蔬菜打成汁，或者切成片，郑重其事地贴在脸上，然后想象着自己会因此变成美女。事实上，这样敷面膜基本是无效的，你最多是借水果蔬菜里的水分给皮肤临时保保湿，这个保湿的效果也会随着面膜变干而结束，想借此使面部皮肤吸收水果蔬菜中的营养物质，真的只是梦想。

皮肤对外来物质的吸收是有严格选择的，绝对不可能你给什么皮肤就“吃”什么。如果那样我们的生命就危险了，很多危险的、有毒的物质早就透过皮肤侵入身体了，幸好皮肤把住了这道关。

皮肤易于吸收的是脂溶性物质，所以我们护肤用的各种产品主要是乳液、乳膏，至于柔肤水、营养水，它们的效果和蔬菜水果面膜都一样，只提供一时的水分，在接下来的乳液护肤中增加保湿效果而已。

蔬菜水果中是不含油脂的，虽然里面富含维生素、矿物质，但这些都是水溶性的，比如被我们赋予美容大任的维生素C。水溶性的物质是难以被皮肤吸收的，所以我们才敢去海里游泳，否则一次海泳上来，就被“暴腌”了。可见，水果蔬菜面膜并不能使你的皮肤吸收维生素C。

暖女人这样做

牛奶带来白皙肌肤

牛奶可以说是女人的美容圣品。牛奶中含有油脂，脂溶性的维生素是可以透过皮肤吸收的。所以，最简单又便宜的美容办法就是用牛奶敷面，可以用面膜纸吸足牛奶后敷面，待干燥后揭下，也可以直接将牛奶敷在面部，干了之后再敷。如果在桑拿或热浴后这么做，效果就更好了。敷面的同时可以按摩，因为按摩是帮助皮肤吸收营养的又一个好办法。

四 热水泡脚到底能治疗什么

晚上临睡前泡泡脚，或者做个正经的足浴，这些肯定对身体有好处。首先，这是暖身的一大措施。中医讲究“头要凉，脚要暖”，因为脚的血液供应肯定不如头部，血液供应不好的部位，保暖就尤为重要。其次，温暖的足浴还能帮助你放松心情，便于入眠。

但足浴并不是包治百病的，它最主要的好处是加快血液循环，扩张血管，所以最直接的效果就是降压，因为血管容积被扩大了，血压也就降低了。如果你是高血压初期的患者，天冷的时候，每天坚持足浴，用热水泡脚20分钟，再配合运动和合理饮食，早期的高血压不用吃药就能被有效控制。但是，指望泡脚代替一切药物，无论什么病都是不可能的，很多人想通过泡脚来降糖、降脂，那就缺少医学根据了。

人的皮肤是选择性吸收的，绝对不是你在水里放什么皮肤就吸收什么。足底的皮肤那么厚，吸收起来更困难，身上可以通过皮肤外敷起效的是药物敷脐。肚脐的皮肤很薄，而且脐静脉丰富，但能吸收的也是挥发性极强的药物，比如肉桂、吴茱萸、生姜，你把人参敷在那里肯定也不吸收，因为人参没有挥发性，透不过皮肤。泡脚的药物也一样，吸收的非常有限，也就不可能借助泡脚水中的药物降糖、降脂了。

更重要的是，如果你已经是糖尿病患者，还每天指望泡脚降糖那就更危险了。因为泡脚时间长了，皮肤会变嫩，而糖尿病患者的皮肤非常容易感染，再加上糖尿病对神经的损伤，糖尿病患者对温度、疼痛的感觉是迟钝麻木的，能烫伤皮肤的水他们可能泡在里面也不知道，这样一来，泡脚就可能导致皮肤受伤。而糖尿病患者的血液含糖高，细菌特别容易繁殖，一般的感染，别人不会扩大，但糖尿病患者就会“星火燎原”，所以糖尿病的一个重要并发症“糖尿病足”，就是脚的感染，很多人会因为感染控制不了最后截肢。有糖尿病的人，泡脚可以，但不能时间过长，10分钟左右为好，泡脚之后一定要彻底擦干，因为阴湿的环境中皮肤更容易溃烂感染。

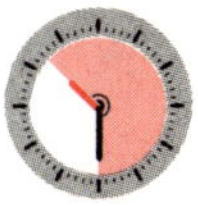

10:30 p.m.
入睡

中医养生的一个重要原则就是不熬夜，所谓起居有常。现代医学对此提供的理论依据是：决定我们入睡和觉醒的“褪黑素”，在晚8点左右开始分泌，晚11点迅速升高，凌晨2～3点逐渐下降，早8点下降到最低。这个分泌周期正好与太阳的升起和落下同步，通俗地讲就是天黑了分泌增加，天亮了分泌减少。不熬夜就可以保证这个激素的正常分泌，而激素间的互相影响，是牵一发而动全身的。

一 “男人靠吃，女人靠睡”确有道理

男人身体好靠吃东西，女人身体好主要靠睡觉，这是民间老理儿，也确实有道理，因为无论是睡还是吃，都需要一个基础，就是心情的放松愉悦。

睡眠好的女人身体就好，也显得年轻，就算是同一个人，如果连续几天睡得好，皮肤状况马上就有改善，全身的器官其实也如此，只不过因为皮肤的情形你能看出来罢了。之所以如此，是因为女人的身体比男性更多地受到内分泌的调节和制约，而内分泌接受的首先是大脑的命令。

比如卵巢，是女人最重要的内分泌器官，它分泌的雌激素、孕激素等是“女人味”的基础，也是女性比男性不容易得心脑血管疾病的关键。但是，卵巢要听命于下丘脑和垂体，形成一个“下丘脑—垂体—卵巢”的内分泌调节轴，处于最上层的下丘脑还要听命于大脑皮质，大脑皮质是人的情感中枢，我们的好坏心情都由这里决定。

如果大脑总处于紧张中，心情总是不好，这个调节轴就要“跑偏”，最终就要影响到卵巢，它分泌的激素也要出问题。所以，一旦遇到大事情，女人最先表现出来的就是月经失调，甚至也会影响到排卵，月经失调背后是女人关键激素的分泌失调，这些理所当然地会影响女人的健康和容颜。

只有在睡眠的时候，大脑是彻底放松的，对内分泌的影响也就最小，所以，好的睡眠是恢复身体的最好时机，无论是未老先衰的人，还是患有重疾的人，大多有忙到睡眠不足或失眠的经历，她们的衰老和疾病很可能是因为缺少睡眠影响了内分泌。

有些女人准备怀孕前，兴师动众的，先辞职，之后再把家里的宠物送人，

这些都是她们认为最重要的备孕。事实上，最重要的备孕是调整之前紊乱的作息，按时睡眠，睡好睡足，这样才能减少大脑对内分泌的不良影响，女性必需的激素才能分泌正常，才有可能正常受孕。

那些睡眠之外的时间，怎么才能让大脑不碍事、不瞎指挥？很简单，就是减少精神压力，一个睡眠好的人、神经大条的人，肯定会显得年轻，因为她们的内分泌不会轻易被干扰，这就是“女人靠睡”的道理。

“男人靠吃”其实同理，只不过这个吃不是胡吃海塞、想吃什么吃什么的意思，而是吃下去的东西能吸收得好，想做到这一点，其实靠的也是心情。

因为胃肠系统又被称为人体的“第二大脑”，就是说，胃肠功能、吸收功能受情绪、心情的影响最大，甚至和大脑一样对情绪特别敏感。所以才有“食不甘味”这个成语，心情坏、精神紧张时，即便面对美食，胃口也肯定不好。这种人就是硬吃，吃进去的食物也无法被吸收，长期如此，自然会影响到健康。

心思特别重的人，哪怕是男人，一般也不会成胖子，他们偏瘦的更多，甚至会神经兮兮的，这种人在中医眼中多属于阴虚，而造成阴虚的一个重要原因就是“心火暗耗”。通俗地讲，就是每天被敏感甚至脆弱的心理折磨和消耗，导致了身体的亏损。所谓阴虚，就是身体的“固定资产”受损，是亏损中程度比较严重的虚。这种人一边因为心思重而消耗多，一边又因为胃口差或者心情干扰而不吸收，这都是因为“第二大脑”受到了太多情绪的干搅。

总而言之，吃好睡好才能保证充足的营养吸收，保证身体正常的修复，而它们的基础都是心态好、心情好。

二 怎样用安眠药应急

安眠药，即便是失眠的人也不想吃，因为会越吃剂量越大，这有些道理，但是，关键的时候，特殊的日子，比如第二天有重要的事情需要处理，要有充沛的精力，安眠药还是可以帮你应急的。为此，稍微了解一下安眠药，便于你在必要时做选择。

失眠的类型很多，有的人入睡倒是不难，但是凌晨三四点钟就醒了，而且再也睡不着；还有的人就是入睡难，躺在那儿怎么也睡不着……不管哪种情况，都会导致第二天白天疲惫。

失眠的人可以视失眠的类型不同选择安眠药。

老百姓最熟悉的安眠药是安定、艾司唑仑等，这类药物有镇静、抗焦虑、松弛肌肉的作用，药效比较缓和，但长期服用会产生依赖性，而且服用这种安眠药后会觉得身体没力气，因为药物使肌肉松弛了，使不上劲儿，身体好像很沉。

近些年新研制的治疗失眠的药物佐匹克隆、思诺思效果比安定要好。比如佐匹克隆，起效快，吃了很快就能睡着，而且能延长睡眠时间，减少夜间觉醒和早醒的次数。这种药因为代谢快，对白天的影响比较小，不会产生疲劳感，可以很快就清醒过来。

思诺思一般用于短期的失眠，因为心里有事而突然出现的失眠。这个起效比较快，可以帮助你很快入睡，保证第二天的精神状态。

如果失眠之后还烦躁不安，入睡困难，躺在那老瞎琢磨，可以吃罗拉，它可以解除因为焦虑和紧张导致的失眠，帮助恢复正常的睡眠。

失眠的人可以算个账，如果真是睡不着，不妨间断地吃吃安眠药，比如隔一两天吃一次，至少保证隔一两天能有个比较好的睡眠。一周吃上两三次安眠药，这样即便有两天是失眠的，但很快就有了修复的机会。很多医生自己就失眠，他们为了保证第二天的工作，经常会吃一两片安定，甚至长期吃，但始终保持这个剂量。

所谓药物的依赖性，是为了保证疗效而不断增加剂量，比如今天吃一片，一周或一个月后就要吃两片，剂量是不断增加的，否则不能保证效果，这才是依赖性。像安定这类药物，很多人吃了一辈子，始终就是每次一两片，没再增加，但足以入眠了，就说明人对这个药一般不会产生依赖性，而且吃一两片的副作用也很小。

一旦你算清楚这笔账，这么决定后，至少不会为每天吃不吃安眠药纠结了，而很多人的失眠本身就是起于纠结，其中也包括吃不吃安眠药的纠结。

三 中医有哪几种安眠药

中医是没有安眠药的，最多叫安神药，但也不是生硬地使你入睡，而是要去除引起失眠的原因。一般情况下，中医认为失眠有几个原因，一个是因为脾气虚导致的心血不足，心神失去心血的滋养而到处“游荡”，因此失眠；再有就是因为心火太旺，使心神不能安宁，因此失眠；还有因为痰热扰心而失眠；等等。中医治疗失眠既然是针对病因的，根据病因的不同，药物也就完全不同，最常用的有以下几种。

人参归脾丸：

这个药特别适合办公室人群，他们长期的工作压力导致了脾虚。这类人一般还有消化不好的毛病，而且容易疲劳，加上睡不好，长期处于恶性循环中，气血无从生化，心神就失去了滋养。要打断这个恶性循环，就要补脾，而且是侧重于安神的补脾。

人体有个“第二大脑”，就位于胃肠神经上，也称为“腹脑”，之所以有这个称谓，就是因为在人体的各大器官中，胃肠消化系统，也就是中医的“脾胃”，和情绪的关系最密切，它们像大脑一样，会因为情绪而影响功能。比如有人请你去吃顿大餐，坐在餐桌边上了突然接了个电话，是领导打来的，批评你某项工作没做好，第二天要返工。如此一来，即便是再丰盛的菜肴，你也肯定马上就没胃口了。如果这样的情况经常出现，你的消化功能就可想而知了，失眠也会紧随其后。对这种人，我一般推荐人参归脾丸，通过补脾而补益气血，使心神得养，可以说这是劳心者失眠时的专用药。

天王补心丹：

这个药适合失眠的同时忧思难解的人。这种失眠，如果早治的话，应该可以用人参归脾丸控制住，因为服用人参归脾丸和天王补心丹的人病因是一样的：长时间的忧愁、思虑，都是因为“用心良苦”，先是把脾气耗虚了，后把心血给耗空了。

这种劳心的人，如果知道了这一点，自己放松心态及时做调整，或者经常吃点人参归脾丸补养补养，完全可以遏制住对心血的耗竭。如果不注意，放任了，进一步发展就到了需要补心的程度，就要吃天王补心丹了。

到这个时候，人体已经有一定程度的阴虚了，甚至出现大便干燥的症状。引起大便干燥的原因很多，最常见的是上火，胃肠实热；其次是气虚，肠道没力气把大便排出去；还有就是阴虚血虚，津液亏了，肠道干燥，所以大便困难。后面的这种情况在劳心的人、女性中更常见。这时候的通便不是去火，而应补血，比如用当归，在此时治疗便秘就非常有效，每天10～15克煎汤喝下，大便就轻松很多。天王补心丹里也兼顾到了这一点，也用了当归，因为这种人津血已经被暗耗了。

阴血被耗虚了的失眠，仅仅用人参归脾丸去补脾已经不足以及时解决失眠的问题，因为心血的补足需要一段时间，所以还要用天王补心丹，其在补脾、补心血的同时，增加了安神的成分，一边改善睡眠，一边等待心血的恢复。

朱砂安神丸：

这个药主要适合的是不仅失眠，而且总是一惊一乍的，白天也很难安静，总感觉坐立不安的人。这个药镇静的作用比较重，主要是因为含有朱砂。中医用朱砂安神，其实是利用了重金属对神经的麻痹效果，等于通过朱砂使兴奋的神经抑制住了，这是在过去没有安眠药时的办法，利用了朱砂的毒副作用。目前的中成药已经明确地限制了朱砂的用量，就是为了防止中毒。所以，从这个意义上说，我不推荐用朱砂安神丸当长期的安眠药，不如直接求助西医的抗焦虑药，在镇静的同时也能安眠。

柏子养心丸：

这个药侧重的是心气虚的失眠，这种人不仅失眠，而且特别胆小，身边稍微有点响声就吓一大跳，为此会心悸、心慌很久。这种人的失眠不会因为累而减轻，反倒可能越累越失眠。因此，这个药里有比较多的补气药，也是中医治疗失眠的药物中，补益效果最强的一个。

四 三种食物组成安眠药

很多人虽然失眠，但是没严重到必须借助药物的程度。还有些人睡得着，但是睡眠质量不好。这个时候，可以借助食物来改善，我为大家介绍一种由三种食物组成的安眠药：甘麦大枣汤。这是西汉名医张仲景记录在他书中的。它是由三种很常见的食物组成的：9克甘草、30克小麦、5颗大枣，专门治疗郁闷想哭而又失眠的女人。

张仲景描述这种失眠的人是这样的："妇人脏躁，喜悲伤欲哭，象如神灵所作，数欠伸。"意思是好端端的没什么缘由就觉得委屈，甚至坐立不安，总觉得心里有事。这类人在外人眼中是神经兮兮的，没什么大问题，就是精神过于敏感，动不动就想哭，失眠也是常事。

这类人如果看西医，一般会被诊断为神经衰弱，或者是"更年期综合征"之类，总之不是器质性病变，仅仅是神经调节失常。治疗起来，用安眠药、抗焦虑药是不可避免的，很多人因此难以接受。这个时候不妨试试这个由食物组成的安眠药，这味药确实有养心安神的效果，很多治疗更年期、神经衰弱的方药，就是在这个方子的基础上，按照这个方子的方意组成的。甘草、小麦、大枣都有补脾养心的效果，很多人失眠，特别是身体本身就不强壮的女性，多是因为心血不足。中医讲，心神是主导睡眠的，它只有潜藏在心血中，人才能入眠。心血虚，心神能住的房子就小了，甚至没了，心神无处寄托时，人自然要失眠，所以安神不能离开养心血，而心血的充足是以脾气不虚为基础的，脾气足才可以将营养物质化生为心血，用这三种可以补脾的药物或者说食物，原因就在这里。

如果去药店买药，还有一种小麦叫浮小麦，是干的、瘪的麦子晒干之后制成的。浮小麦主要用于治疗自汗不止，没有补脾、补心血的作用。如果是失眠为主，要用小麦。如果失眠的同时兼有出汗多，可以再加上20克浮小麦，增加止汗效果。

因为是食物，所以就算不太对症也问题不大，至少没有大家担心的安眠药的副作用。只是服用甘草要稍微注意一下，不能长年累月地吃，因为甘草有类似于我们身体里的一种激素“醛固酮”的作用，是可以保水的，如果长期吃，或者吃的量过大，可能会有水肿的问题，这是这个食疗方应该注意的。

五 "卧如弓"的睡姿最养生

中国人讲究"站如松，坐如钟，卧如弓"，其中强调睡眠的姿势像弓一样，是指侧身睡，像胎儿在母体中一样蜷缩着，这个姿势是最符合养生规律的。

关于睡姿，现代医学也讲究要侧卧，右侧卧更好，理由是：右侧卧的时候心脏不受挤压，同时肝脏在右侧，右侧卧的时候血更容易回归肝脏，对肝本身就是个养护过程。一些慢性肝炎患者，医生不仅会主张他们右侧卧，还会告诉他们，平时经常把脚垫高15厘米躺着，这个姿势下，血液更容易回流到肝，使肝脏得以充分养护和休息。从进化的角度看，这种侧卧的睡姿是最解乏的，因为这样的姿势才最能让大脑彻底放松。

大脑皮质的一个功能就是让身体绷住劲儿，不那么松松垮垮的，这是一个人年轻、健康的体现，所以，人老了之后，第一个表现就是不再挺拔了，弯腰驼背的。但是，这种绷劲儿的过程大脑是耗能的，即便你停止思考，即便你不察觉，这种耗能也始终在进行。因为耗能所以就要休息，睡眠时的姿势自然很重要，它决定睡眠质量，所以，要采取一种大脑完全使不上劲儿的姿势。

如果是仰卧，四肢伸开，这个时候骨骼肌会保持一定程度的紧张。不信你这样睡睡，如果一夜都保持这种姿势，首先可能很难睡着，即便睡着了第二天也会觉得很累。但是，如果你蜷缩着，像弓一样，或者说像母体中的胎儿一样，肌肉是用不上力的，这种姿势很容易使人入睡，而且睡眠质量也高，因为在这种姿势下，大脑对骨骼肌取消了所有"管束"，大脑因此如释重负。

胎儿时期之所以保持这种姿势，就是因为那时候的大脑皮质还没发育完全，还没有能力管束肌肉，肌肉自然采取一种最松弛的也是最原始的姿态。如果能在睡眠中回归，保持这种原始姿态，其实就是保证大脑在“下班”的状态下得到充分放松。

不单是睡眠，疲劳时人的姿态会不由自主地弓腰驼背、松下肩、双手叉腰，这时候的身体骨骼肌是放松的，之所以放松，也是因为大脑累了，对下属“管不过来”了。反过来，如果你主动地采取这种放松姿态，也是对大脑的一种节能，通过“被下课”使大脑轻松轻松。

图书在版编目（CIP）数据

女人暖养更年轻 / 佟彤著. —南京：江苏凤凰科学技术出版社，2015.10
ISBN 978-7-5537-5488-8

Ⅰ.①女… Ⅱ.①佟… Ⅲ.女性—养生（中医）Ⅳ.①R212

中国版本图书馆CIP数据核字（2015）第234677号

女人暖养更年轻

著　　者　佟　彤
责任编辑　庞啸虎
责任监制　曹叶平　方　晨

出版发行　凤凰出版传媒股份有限公司
　　　　　江苏凤凰科学技术出版社
出版社地址　南京市湖南路1号A楼，邮编：210009
出版社网址　http://www.pspress.cn
经　　销　凤凰出版传媒股份有限公司
印　　刷　北京嘉业印刷厂

开　　本　889mm × 1194mm　1/16
印　　张　14
插　　页　8
字　　数　200 000
版　　次　2015年10月第1版
印　　次　2015年10月第1次印刷

标准书号　ISBN 978-7-5537-5488-8
定　　价　38.00元